Yearly Overview

	Jan	Feb	Mar	Apr	May	Jun	Jul	Aug	Sep	Oct	Nov	Dec
1												
2												
3												
4												
5												
6												
7												
8												
9												
10												
11												
12												
13												
14												
15												
16												
17												
18												
19												
20												
21												
22												
23												
24												
25												
26												
27												
28												
29												
30												
31												

Key

Spotting	Light	Medium	Heavy

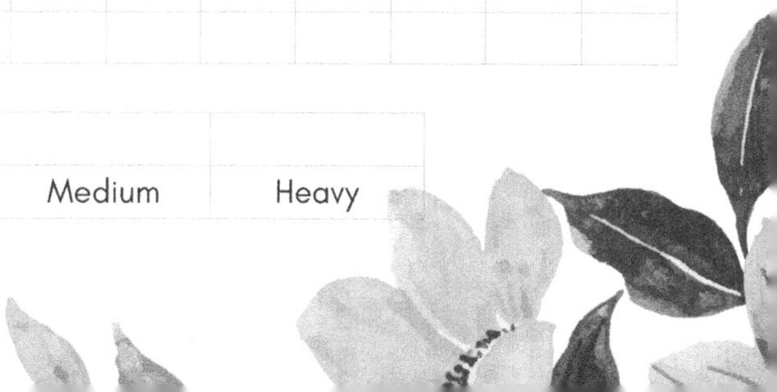

Yearly Overview

	Jan	Feb	Mar	Apr	May	Jun	Jul	Aug	Sep	Oct	Nov	Dec
1												
2												
3												
4												
5												
6												
7												
8												
9												
10												
11												
12												
13												
14												
15												
16												
17												
18												
19												
20												
21												
22												
23												
24												
25												
26												
27												
28												
29												
30												
31												

Key				
	Spotting	Light	Medium	Heavy

Yearly Overview

	Jan	Feb	Mar	Apr	May	Jun	Jul	Aug	Sep	Oct	Nov	Dec
1												
2												
3												
4												
5												
6												
7												
8												
9												
10												
11												
12												
13												
14												
15												
16												
17												
18												
19												
20												
21												
22												
23												
24												
25												
26												
27												
28												
29												
30												
31												

Key

Spotting	Light	Medium	Heavy

Yearly Overview

	Jan	Feb	Mar	Apr	May	Jun	Jul	Aug	Sep	Oct	Nov	Dec
1												
2												
3												
4												
5												
6												
7												
8												
9												
10												
11												
12												
13												
14												
15												
16												
17												
18												
19												
20												
21												
22												
23												
24												
25												
26												
27												
28												
29												
30												
31												

Key	Spotting	Light	Medium	Heavy

Yearly Overview

	Jan	Feb	Mar	Apr	May	Jun	Jul	Aug	Sep	Oct	Nov	Dec
1												
2												
3												
4												
5												
6												
7												
8												
9												
10												
11												
12												
13												
14												
15												
16												
17												
18												
19												
20												
21												
22												
23												
24												
25												
26												
27												
28												
29												
30												
31												

Key

Spotting	Light	Medium	Heavy

Monthly Tracker

Year: **Month:**

Day	1	2	3	4	5	6	7
Date							
Flow Intensity	☐ Spot	☐ Spot	☐ Spot	☐ Spot	☐ Spot	☐ Spot	☐ Spot
	☐ Low	☐ Low	☐ Low	☐ Low	☐ Low	☐ Low	☐ Low
	☐ Med	☐ Med	☐ Med	☐ Med	☐ Med	☐ Med	☐ Med
	☐ High	☐ High	☐ High	☐ High	☐ High	☐ High	☐ High
Pain Intensity	☐ Low	☐ Low	☐ Low	☐ Low	☐ Low	☐ Low	☐ Low
	☐ Med	☐ Med	☐ Med	☐ Med	☐ Med	☐ Med	☐ Med
	☐ High	☐ High	☐ High	☐ High	☐ High	☐ High	☐ High
Symptoms Tracker							
Acne	☐	☐	☐	☐	☐	☐	☐
Headache	☐	☐	☐	☐	☐	☐	☐
Migraine	☐	☐	☐	☐	☐	☐	☐
Bloating	☐	☐	☐	☐	☐	☐	☐
Moody	☐	☐	☐	☐	☐	☐	☐
Stress	☐	☐	☐	☐	☐	☐	☐
Fatigue	☐	☐	☐	☐	☐	☐	☐
Energised	☐	☐	☐	☐	☐	☐	☐
Pain free	☐	☐	☐	☐	☐	☐	☐
Cramps	☐	☐	☐	☐	☐	☐	☐
Tender breasts	☐	☐	☐	☐	☐	☐	☐
Body aches	☐	☐	☐	☐	☐	☐	☐
Cravings	☐	☐	☐	☐	☐	☐	☐

Notes

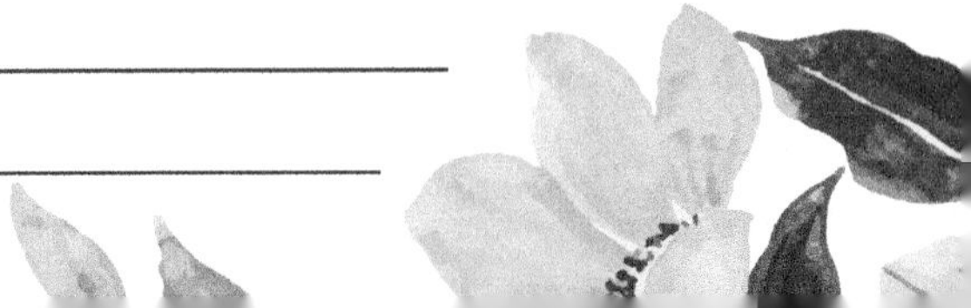

Monthly Tracker

Year: **Month:**

Day	1	2	3	4	5	6	7
Date							
Flow Intensity	☐ Spot	☐ Spot	☐ Spot	☐ Spot	☐ Spot	☐ Spot	☐ Spot
	☐ Low	☐ Low	☐ Low	☐ Low	☐ Low	☐ Low	☐ Low
	☐ Med	☐ Med	☐ Med	☐ Med	☐ Med	☐ Med	☐ Med
	☐ High	☐ High	☐ High	☐ High	☐ High	☐ High	☐ High
Pain Intensity	☐ Low	☐ Low	☐ Low	☐ Low	☐ Low	☐ Low	☐ Low
	☐ Med	☐ Med	☐ Med	☐ Med	☐ Med	☐ Med	☐ Med
	☐ High	☐ High	☐ High	☐ High	☐ High	☐ High	☐ High
Symptoms Tracker							
Acne	☐	☐	☐	☐	☐	☐	☐
Headache	☐	☐	☐	☐	☐	☐	☐
Migraine	☐	☐	☐	☐	☐	☐	☐
Bloating	☐	☐	☐	☐	☐	☐	☐
Moody	☐	☐	☐	☐	☐	☐	☐
Stress	☐	☐	☐	☐	☐	☐	☐
Fatigue	☐	☐	☐	☐	☐	☐	☐
Energised	☐	☐	☐	☐	☐	☐	☐
Pain free	☐	☐	☐	☐	☐	☐	☐
Cramps	☐	☐	☐	☐	☐	☐	☐
Tender breasts	☐	☐	☐	☐	☐	☐	☐
Body aches	☐	☐	☐	☐	☐	☐	☐
Cravings	☐	☐	☐	☐	☐	☐	☐

Notes

Monthly Tracker

Year: **Month:**

Day	1	2	3	4	5	6	7
Date							
Flow Intensity	☐ Spot	☐ Spot	☐ Spot	☐ Spot	☐ Spot	☐ Spot	☐ Spot
	☐ Low	☐ Low	☐ Low	☐ Low	☐ Low	☐ Low	☐ Low
	☐ Med	☐ Med	☐ Med	☐ Med	☐ Med	☐ Med	☐ Med
	☐ High	☐ High	☐ High	☐ High	☐ High	☐ High	☐ High
Pain Intensity	☐ Low	☐ Low	☐ Low	☐ Low	☐ Low	☐ Low	☐ Low
	☐ Med	☐ Med	☐ Med	☐ Med	☐ Med	☐ Med	☐ Med
	☐ High	☐ High	☐ High	☐ High	☐ High	☐ High	☐ High
Symptoms Tracker							
Acne	☐	☐	☐	☐	☐	☐	☐
Headache	☐	☐	☐	☐	☐	☐	☐
Migraine	☐	☐	☐	☐	☐	☐	☐
Bloating	☐	☐	☐	☐	☐	☐	☐
Moody	☐	☐	☐	☐	☐	☐	☐
Stress	☐	☐	☐	☐	☐	☐	☐
Fatigue	☐	☐	☐	☐	☐	☐	☐
Energised	☐	☐	☐	☐	☐	☐	☐
Pain free	☐	☐	☐	☐	☐	☐	☐
Cramps	☐	☐	☐	☐	☐	☐	☐
Tender breasts	☐	☐	☐	☐	☐	☐	☐
Body aches	☐	☐	☐	☐	☐	☐	☐
Cravings	☐	☐	☐	☐	☐	☐	☐

Notes

Monthly Tracker

Year: **Month:**

Day	1	2	3	4	5	6	7
Date							
Flow Intensity	☐ Spot	☐ Spot	☐ Spot	☐ Spot	☐ Spot	☐ Spot	☐ Spot
	☐ Low	☐ Low	☐ Low	☐ Low	☐ Low	☐ Low	☐ Low
	☐ Med	☐ Med	☐ Med	☐ Med	☐ Med	☐ Med	☐ Med
	☐ High	☐ High	☐ High	☐ High	☐ High	☐ High	☐ High
Pain Intensity	☐ Low	☐ Low	☐ Low	☐ Low	☐ Low	☐ Low	☐ Low
	☐ Med	☐ Med	☐ Med	☐ Med	☐ Med	☐ Med	☐ Med
	☐ High	☐ High	☐ High	☐ High	☐ High	☐ High	☐ High
Symptoms Tracker							
Acne	☐	☐	☐	☐	☐	☐	☐
Headache	☐	☐	☐	☐	☐	☐	☐
Migraine	☐	☐	☐	☐	☐	☐	☐
Bloating	☐	☐	☐	☐	☐	☐	☐
Moody	☐	☐	☐	☐	☐	☐	☐
Stress	☐	☐	☐	☐	☐	☐	☐
Fatigue	☐	☐	☐	☐	☐	☐	☐
Energised	☐	☐	☐	☐	☐	☐	☐
Pain free	☐	☐	☐	☐	☐	☐	☐
Cramps	☐	☐	☐	☐	☐	☐	☐
Tender breasts	☐	☐	☐	☐	☐	☐	☐
Body aches	☐	☐	☐	☐	☐	☐	☐
Cravings	☐	☐	☐	☐	☐	☐	☐

Notes

Monthly Tracker

Year: **Month:**

Day	1	2	3	4	5	6	7
Date							
Flow Intensity	☐ Spot	☐ Spot	☐ Spot	☐ Spot	☐ Spot	☐ Spot	☐ Spot
	☐ Low	☐ Low	☐ Low	☐ Low	☐ Low	☐ Low	☐ Low
	☐ Med	☐ Med	☐ Med	☐ Med	☐ Med	☐ Med	☐ Med
	☐ High	☐ High	☐ High	☐ High	☐ High	☐ High	☐ High
Pain Intensity	☐ Low	☐ Low	☐ Low	☐ Low	☐ Low	☐ Low	☐ Low
	☐ Med	☐ Med	☐ Med	☐ Med	☐ Med	☐ Med	☐ Med
	☐ High	☐ High	☐ High	☐ High	☐ High	☐ High	☐ High
Symptoms Tracker							
Acne	☐	☐	☐	☐	☐	☐	☐
Headache	☐	☐	☐	☐	☐	☐	☐
Migraine	☐	☐	☐	☐	☐	☐	☐
Bloating	☐	☐	☐	☐	☐	☐	☐
Moody	☐	☐	☐	☐	☐	☐	☐
Stress	☐	☐	☐	☐	☐	☐	☐
Fatigue	☐	☐	☐	☐	☐	☐	☐
Energised	☐	☐	☐	☐	☐	☐	☐
Pain free	☐	☐	☐	☐	☐	☐	☐
Cramps	☐	☐	☐	☐	☐	☐	☐
Tender breasts	☐	☐	☐	☐	☐	☐	☐
Body aches	☐	☐	☐	☐	☐	☐	☐
Cravings	☐	☐	☐	☐	☐	☐	☐

Notes

Monthly Tracker

Year: **Month:**

Day	1	2	3	4	5	6	7
Date							
Flow Intensity	☐ Spot	☐ Spot	☐ Spot	☐ Spot	☐ Spot	☐ Spot	☐ Spot
	☐ Low	☐ Low	☐ Low	☐ Low	☐ Low	☐ Low	☐ Low
	☐ Med	☐ Med	☐ Med	☐ Med	☐ Med	☐ Med	☐ Med
	☐ High	☐ High	☐ High	☐ High	☐ High	☐ High	☐ High
Pain Intensity	☐ Low	☐ Low	☐ Low	☐ Low	☐ Low	☐ Low	☐ Low
	☐ Med	☐ Med	☐ Med	☐ Med	☐ Med	☐ Med	☐ Med
	☐ High	☐ High	☐ High	☐ High	☐ High	☐ High	☐ High
Symptoms Tracker							
Acne	☐	☐	☐	☐	☐	☐	☐
Headache	☐	☐	☐	☐	☐	☐	☐
Migraine	☐	☐	☐	☐	☐	☐	☐
Bloating	☐	☐	☐	☐	☐	☐	☐
Moody	☐	☐	☐	☐	☐	☐	☐
Stress	☐	☐	☐	☐	☐	☐	☐
Fatigue	☐	☐	☐	☐	☐	☐	☐
Energised	☐	☐	☐	☐	☐	☐	☐
Pain free	☐	☐	☐	☐	☐	☐	☐
Cramps	☐	☐	☐	☐	☐	☐	☐
Tender breasts	☐	☐	☐	☐	☐	☐	☐
Body aches	☐	☐	☐	☐	☐	☐	☐
Cravings	☐	☐	☐	☐	☐	☐	☐

Notes

Monthly Tracker

Year: **Month:**

Day	1	2	3	4	5	6	7
Date							
Flow Intensity	☐ Spot	☐ Spot	☐ Spot	☐ Spot	☐ Spot	☐ Spot	☐ Spot
	☐ Low	☐ Low	☐ Low	☐ Low	☐ Low	☐ Low	☐ Low
	☐ Med	☐ Med	☐ Med	☐ Med	☐ Med	☐ Med	☐ Med
	☐ High	☐ High	☐ High	☐ High	☐ High	☐ High	☐ High
Pain Intensity	☐ Low	☐ Low	☐ Low	☐ Low	☐ Low	☐ Low	☐ Low
	☐ Med	☐ Med	☐ Med	☐ Med	☐ Med	☐ Med	☐ Med
	☐ High	☐ High	☐ High	☐ High	☐ High	☐ High	☐ High
Symptoms Tracker							
Acne	☐	☐	☐	☐	☐	☐	☐
Headache	☐	☐	☐	☐	☐	☐	☐
Migraine	☐	☐	☐	☐	☐	☐	☐
Bloating	☐	☐	☐	☐	☐	☐	☐
Moody	☐	☐	☐	☐	☐	☐	☐
Stress	☐	☐	☐	☐	☐	☐	☐
Fatigue	☐	☐	☐	☐	☐	☐	☐
Energised	☐	☐	☐	☐	☐	☐	☐
Pain free	☐	☐	☐	☐	☐	☐	☐
Cramps	☐	☐	☐	☐	☐	☐	☐
Tender breasts	☐	☐	☐	☐	☐	☐	☐
Body aches	☐	☐	☐	☐	☐	☐	☐
Cravings	☐	☐	☐	☐	☐	☐	☐

Notes

Monthly Tracker

Year: **Month:**

Day	1	2	3	4	5	6	7
Date							
Flow Intensity	☐ Spot	☐ Spot	☐ Spot	☐ Spot	☐ Spot	☐ Spot	☐ Spot
	☐ Low	☐ Low	☐ Low	☐ Low	☐ Low	☐ Low	☐ Low
	☐ Med	☐ Med	☐ Med	☐ Med	☐ Med	☐ Med	☐ Med
	☐ High	☐ High	☐ High	☐ High	☐ High	☐ High	☐ High
Pain Intensity	☐ Low	☐ Low	☐ Low	☐ Low	☐ Low	☐ Low	☐ Low
	☐ Med	☐ Med	☐ Med	☐ Med	☐ Med	☐ Med	☐ Med
	☐ High	☐ High	☐ High	☐ High	☐ High	☐ High	☐ High
Symptoms Tracker							
Acne	☐	☐	☐	☐	☐	☐	☐
Headache	☐	☐	☐	☐	☐	☐	☐
Migraine	☐	☐	☐	☐	☐	☐	☐
Bloating	☐	☐	☐	☐	☐	☐	☐
Moody	☐	☐	☐	☐	☐	☐	☐
Stress	☐	☐	☐	☐	☐	☐	☐
Fatigue	☐	☐	☐	☐	☐	☐	☐
Energised	☐	☐	☐	☐	☐	☐	☐
Pain free	☐	☐	☐	☐	☐	☐	☐
Cramps	☐	☐	☐	☐	☐	☐	☐
Tender breasts	☐	☐	☐	☐	☐	☐	☐
Body aches	☐	☐	☐	☐	☐	☐	☐
Cravings	☐	☐	☐	☐	☐	☐	☐

Notes

Monthly Tracker

Year: **Month:**

Day	1	2	3	4	5	6	7
Date							
Flow Intensity	☐ Spot	☐ Spot	☐ Spot	☐ Spot	☐ Spot	☐ Spot	☐ Spot
	☐ Low	☐ Low	☐ Low	☐ Low	☐ Low	☐ Low	☐ Low
	☐ Med	☐ Med	☐ Med	☐ Med	☐ Med	☐ Med	☐ Med
	☐ High	☐ High	☐ High	☐ High	☐ High	☐ High	☐ High
Pain Intensity	☐ Low	☐ Low	☐ Low	☐ Low	☐ Low	☐ Low	☐ Low
	☐ Med	☐ Med	☐ Med	☐ Med	☐ Med	☐ Med	☐ Med
	☐ High	☐ High	☐ High	☐ High	☐ High	☐ High	☐ High
Symptoms Tracker							
Acne	☐	☐	☐	☐	☐	☐	☐
Headache	☐	☐	☐	☐	☐	☐	☐
Migraine	☐	☐	☐	☐	☐	☐	☐
Bloating	☐	☐	☐	☐	☐	☐	☐
Moody	☐	☐	☐	☐	☐	☐	☐
Stress	☐	☐	☐	☐	☐	☐	☐
Fatigue	☐	☐	☐	☐	☐	☐	☐
Energised	☐	☐	☐	☐	☐	☐	☐
Pain free	☐	☐	☐	☐	☐	☐	☐
Cramps	☐	☐	☐	☐	☐	☐	☐
Tender breasts	☐	☐	☐	☐	☐	☐	☐
Body aches	☐	☐	☐	☐	☐	☐	☐
Cravings	☐	☐	☐	☐	☐	☐	☐

Notes

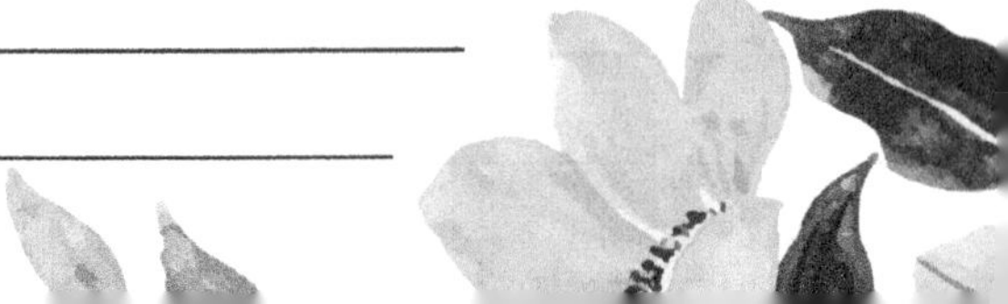

Monthly Tracker

Year: **Month:**

Day	1	2	3	4	5	6	7
Date							
Flow Intensity	☐ Spot	☐ Spot	☐ Spot	☐ Spot	☐ Spot	☐ Spot	☐ Spot
	☐ Low	☐ Low	☐ Low	☐ Low	☐ Low	☐ Low	☐ Low
	☐ Med	☐ Med	☐ Med	☐ Med	☐ Med	☐ Med	☐ Med
	☐ High	☐ High	☐ High	☐ High	☐ High	☐ High	☐ High
Pain Intensity	☐ Low	☐ Low	☐ Low	☐ Low	☐ Low	☐ Low	☐ Low
	☐ Med	☐ Med	☐ Med	☐ Med	☐ Med	☐ Med	☐ Med
	☐ High	☐ High	☐ High	☐ High	☐ High	☐ High	☐ High
Symptoms Tracker							
Acne	☐	☐	☐	☐	☐	☐	☐
Headache	☐	☐	☐	☐	☐	☐	☐
Migraine	☐	☐	☐	☐	☐	☐	☐
Bloating	☐	☐	☐	☐	☐	☐	☐
Moody	☐	☐	☐	☐	☐	☐	☐
Stress	☐	☐	☐	☐	☐	☐	☐
Fatigue	☐	☐	☐	☐	☐	☐	☐
Energised	☐	☐	☐	☐	☐	☐	☐
Pain free	☐	☐	☐	☐	☐	☐	☐
Cramps	☐	☐	☐	☐	☐	☐	☐
Tender breasts	☐	☐	☐	☐	☐	☐	☐
Body aches	☐	☐	☐	☐	☐	☐	☐
Cravings	☐	☐	☐	☐	☐	☐	☐

Notes

Monthly Tracker

Year: **Month:**

Day	1	2	3	4	5	6	7
Date							
Flow Intensity	☐ Spot	☐ Spot	☐ Spot	☐ Spot	☐ Spot	☐ Spot	☐ Spot
	☐ Low	☐ Low	☐ Low	☐ Low	☐ Low	☐ Low	☐ Low
	☐ Med	☐ Med	☐ Med	☐ Med	☐ Med	☐ Med	☐ Med
	☐ High	☐ High	☐ High	☐ High	☐ High	☐ High	☐ High
Pain Intensity	☐ Low	☐ Low	☐ Low	☐ Low	☐ Low	☐ Low	☐ Low
	☐ Med	☐ Med	☐ Med	☐ Med	☐ Med	☐ Med	☐ Med
	☐ High	☐ High	☐ High	☐ High	☐ High	☐ High	☐ High
Symptoms Tracker							
Acne	☐	☐	☐	☐	☐	☐	☐
Headache	☐	☐	☐	☐	☐	☐	☐
Migraine	☐	☐	☐	☐	☐	☐	☐
Bloating	☐	☐	☐	☐	☐	☐	☐
Moody	☐	☐	☐	☐	☐	☐	☐
Stress	☐	☐	☐	☐	☐	☐	☐
Fatigue	☐	☐	☐	☐	☐	☐	☐
Energised	☐	☐	☐	☐	☐	☐	☐
Pain free	☐	☐	☐	☐	☐	☐	☐
Cramps	☐	☐	☐	☐	☐	☐	☐
Tender breasts	☐	☐	☐	☐	☐	☐	☐
Body aches	☐	☐	☐	☐	☐	☐	☐
Cravings	☐	☐	☐	☐	☐	☐	☐

Notes

____

____

____

____

Monthly Tracker

Year:

Month:

Day	1	2	3	4	5	6	7
Date							
Flow Intensity	☐ Spot	☐ Spot	☐ Spot	☐ Spot	☐ Spot	☐ Spot	☐ Spot
	☐ Low	☐ Low	☐ Low	☐ Low	☐ Low	☐ Low	☐ Low
	☐ Med	☐ Med	☐ Med	☐ Med	☐ Med	☐ Med	☐ Med
	☐ High	☐ High	☐ High	☐ High	☐ High	☐ High	☐ High
Pain Intensity	☐ Low	☐ Low	☐ Low	☐ Low	☐ Low	☐ Low	☐ Low
	☐ Med	☐ Med	☐ Med	☐ Med	☐ Med	☐ Med	☐ Med
	☐ High	☐ High	☐ High	☐ High	☐ High	☐ High	☐ High
Symptoms Tracker							
Acne	☐	☐	☐	☐	☐	☐	☐
Headache	☐	☐	☐	☐	☐	☐	☐
Migraine	☐	☐	☐	☐	☐	☐	☐
Bloating	☐	☐	☐	☐	☐	☐	☐
Moody	☐	☐	☐	☐	☐	☐	☐
Stress	☐	☐	☐	☐	☐	☐	☐
Fatigue	☐	☐	☐	☐	☐	☐	☐
Energised	☐	☐	☐	☐	☐	☐	☐
Pain free	☐	☐	☐	☐	☐	☐	☐
Cramps	☐	☐	☐	☐	☐	☐	☐
Tender breasts	☐	☐	☐	☐	☐	☐	☐
Body aches	☐	☐	☐	☐	☐	☐	☐
Cravings	☐	☐	☐	☐	☐	☐	☐

Notes

Monthly Tracker

Year: **Month:**

Day	1	2	3	4	5	6	7
Date							
Flow Intensity	☐ Spot	☐ Spot	☐ Spot	☐ Spot	☐ Spot	☐ Spot	☐ Spot
	☐ Low	☐ Low	☐ Low	☐ Low	☐ Low	☐ Low	☐ Low
	☐ Med	☐ Med	☐ Med	☐ Med	☐ Med	☐ Med	☐ Med
	☐ High	☐ High	☐ High	☐ High	☐ High	☐ High	☐ High
Pain Intensity	☐ Low	☐ Low	☐ Low	☐ Low	☐ Low	☐ Low	☐ Low
	☐ Med	☐ Med	☐ Med	☐ Med	☐ Med	☐ Med	☐ Med
	☐ High	☐ High	☐ High	☐ High	☐ High	☐ High	☐ High
Symptoms Tracker							
Acne	☐	☐	☐	☐	☐	☐	☐
Headache	☐	☐	☐	☐	☐	☐	☐
Migraine	☐	☐	☐	☐	☐	☐	☐
Bloating	☐	☐	☐	☐	☐	☐	☐
Moody	☐	☐	☐	☐	☐	☐	☐
Stress	☐	☐	☐	☐	☐	☐	☐
Fatigue	☐	☐	☐	☐	☐	☐	☐
Energised	☐	☐	☐	☐	☐	☐	☐
Pain free	☐	☐	☐	☐	☐	☐	☐
Cramps	☐	☐	☐	☐	☐	☐	☐
Tender breasts	☐	☐	☐	☐	☐	☐	☐
Body aches	☐	☐	☐	☐	☐	☐	☐
Cravings	☐	☐	☐	☐	☐	☐	☐

Notes

Monthly Tracker

Year: **Month:**

Day	1	2	3	4	5	6	7
Date							
Flow Intensity	☐ Spot	☐ Spot	☐ Spot	☐ Spot	☐ Spot	☐ Spot	☐ Spot
	☐ Low	☐ Low	☐ Low	☐ Low	☐ Low	☐ Low	☐ Low
	☐ Med	☐ Med	☐ Med	☐ Med	☐ Med	☐ Med	☐ Med
	☐ High	☐ High	☐ High	☐ High	☐ High	☐ High	☐ High
Pain Intensity	☐ Low	☐ Low	☐ Low	☐ Low	☐ Low	☐ Low	☐ Low
	☐ Med	☐ Med	☐ Med	☐ Med	☐ Med	☐ Med	☐ Med
	☐ High	☐ High	☐ High	☐ High	☐ High	☐ High	☐ High
Symptoms Tracker							
Acne	☐	☐	☐	☐	☐	☐	☐
Headache	☐	☐	☐	☐	☐	☐	☐
Migraine	☐	☐	☐	☐	☐	☐	☐
Bloating	☐	☐	☐	☐	☐	☐	☐
Moody	☐	☐	☐	☐	☐	☐	☐
Stress	☐	☐	☐	☐	☐	☐	☐
Fatigue	☐	☐	☐	☐	☐	☐	☐
Energised	☐	☐	☐	☐	☐	☐	☐
Pain free	☐	☐	☐	☐	☐	☐	☐
Cramps	☐	☐	☐	☐	☐	☐	☐
Tender breasts	☐	☐	☐	☐	☐	☐	☐
Body aches	☐	☐	☐	☐	☐	☐	☐
Cravings	☐	☐	☐	☐	☐	☐	☐

Notes

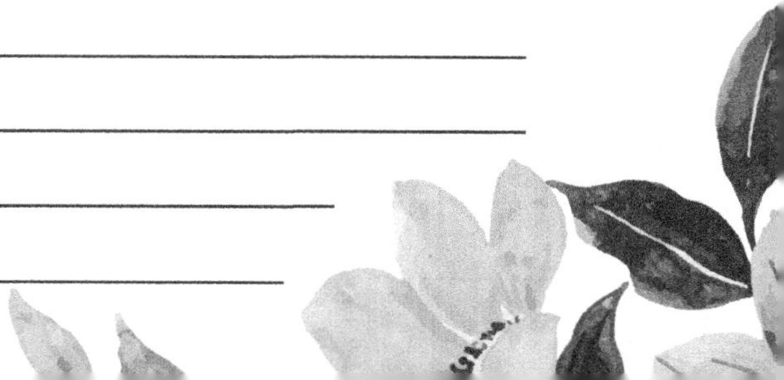

Monthly Tracker

Year: **Month:**

Day	1	2	3	4	5	6	7
Date							
Flow Intensity	☐ Spot	☐ Spot	☐ Spot	☐ Spot	☐ Spot	☐ Spot	☐ Spot
	☐ Low	☐ Low	☐ Low	☐ Low	☐ Low	☐ Low	☐ Low
	☐ Med	☐ Med	☐ Med	☐ Med	☐ Med	☐ Med	☐ Med
	☐ High	☐ High	☐ High	☐ High	☐ High	☐ High	☐ High
Pain Intensity	☐ Low	☐ Low	☐ Low	☐ Low	☐ Low	☐ Low	☐ Low
	☐ Med	☐ Med	☐ Med	☐ Med	☐ Med	☐ Med	☐ Med
	☐ High	☐ High	☐ High	☐ High	☐ High	☐ High	☐ High
Symptoms Tracker							
Acne	☐	☐	☐	☐	☐	☐	☐
Headache	☐	☐	☐	☐	☐	☐	☐
Migraine	☐	☐	☐	☐	☐	☐	☐
Bloating	☐	☐	☐	☐	☐	☐	☐
Moody	☐	☐	☐	☐	☐	☐	☐
Stress	☐	☐	☐	☐	☐	☐	☐
Fatigue	☐	☐	☐	☐	☐	☐	☐
Energised	☐	☐	☐	☐	☐	☐	☐
Pain free	☐	☐	☐	☐	☐	☐	☐
Cramps	☐	☐	☐	☐	☐	☐	☐
Tender breasts	☐	☐	☐	☐	☐	☐	☐
Body aches	☐	☐	☐	☐	☐	☐	☐
Cravings	☐	☐	☐	☐	☐	☐	☐

Notes

Monthly Tracker

Year: **Month:**

Day	1	2	3	4	5	6	7
Date							
Flow Intensity	☐ Spot	☐ Spot	☐ Spot	☐ Spot	☐ Spot	☐ Spot	☐ Spot
	☐ Low	☐ Low	☐ Low	☐ Low	☐ Low	☐ Low	☐ Low
	☐ Med	☐ Med	☐ Med	☐ Med	☐ Med	☐ Med	☐ Med
	☐ High	☐ High	☐ High	☐ High	☐ High	☐ High	☐ High
Pain Intensity	☐ Low	☐ Low	☐ Low	☐ Low	☐ Low	☐ Low	☐ Low
	☐ Med	☐ Med	☐ Med	☐ Med	☐ Med	☐ Med	☐ Med
	☐ High	☐ High	☐ High	☐ High	☐ High	☐ High	☐ High
Symptoms Tracker							
Acne	☐	☐	☐	☐	☐	☐	☐
Headache	☐	☐	☐	☐	☐	☐	☐
Migraine	☐	☐	☐	☐	☐	☐	☐
Bloating	☐	☐	☐	☐	☐	☐	☐
Moody	☐	☐	☐	☐	☐	☐	☐
Stress	☐	☐	☐	☐	☐	☐	☐
Fatigue	☐	☐	☐	☐	☐	☐	☐
Energised	☐	☐	☐	☐	☐	☐	☐
Pain free	☐	☐	☐	☐	☐	☐	☐
Cramps	☐	☐	☐	☐	☐	☐	☐
Tender breasts	☐	☐	☐	☐	☐	☐	☐
Body aches	☐	☐	☐	☐	☐	☐	☐
Cravings	☐	☐	☐	☐	☐	☐	☐

Notes

Monthly Tracker

Year: **Month:**

Day	1	2	3	4	5	6	7
Date							
Flow Intensity	☐ Spot	☐ Spot	☐ Spot	☐ Spot	☐ Spot	☐ Spot	☐ Spot
	☐ Low	☐ Low	☐ Low	☐ Low	☐ Low	☐ Low	☐ Low
	☐ Med	☐ Med	☐ Med	☐ Med	☐ Med	☐ Med	☐ Med
	☐ High	☐ High	☐ High	☐ High	☐ High	☐ High	☐ High
Pain Intensity	☐ Low	☐ Low	☐ Low	☐ Low	☐ Low	☐ Low	☐ Low
	☐ Med	☐ Med	☐ Med	☐ Med	☐ Med	☐ Med	☐ Med
	☐ High	☐ High	☐ High	☐ High	☐ High	☐ High	☐ High
Symptoms Tracker							
Acne	☐	☐	☐	☐	☐	☐	☐
Headache	☐	☐	☐	☐	☐	☐	☐
Migraine	☐	☐	☐	☐	☐	☐	☐
Bloating	☐	☐	☐	☐	☐	☐	☐
Moody	☐	☐	☐	☐	☐	☐	☐
Stress	☐	☐	☐	☐	☐	☐	☐
Fatigue	☐	☐	☐	☐	☐	☐	☐
Energised	☐	☐	☐	☐	☐	☐	☐
Pain free	☐	☐	☐	☐	☐	☐	☐
Cramps	☐	☐	☐	☐	☐	☐	☐
Tender breasts	☐	☐	☐	☐	☐	☐	☐
Body aches	☐	☐	☐	☐	☐	☐	☐
Cravings	☐	☐	☐	☐	☐	☐	☐

Notes

Monthly Tracker

Year: **Month:**

Day	1	2	3	4	5	6	7
Date							
Flow Intensity	☐ Spot	☐ Spot	☐ Spot	☐ Spot	☐ Spot	☐ Spot	☐ Spot
	☐ Low	☐ Low	☐ Low	☐ Low	☐ Low	☐ Low	☐ Low
	☐ Med	☐ Med	☐ Med	☐ Med	☐ Med	☐ Med	☐ Med
	☐ High	☐ High	☐ High	☐ High	☐ High	☐ High	☐ High
Pain Intensity	☐ Low	☐ Low	☐ Low	☐ Low	☐ Low	☐ Low	☐ Low
	☐ Med	☐ Med	☐ Med	☐ Med	☐ Med	☐ Med	☐ Med
	☐ High	☐ High	☐ High	☐ High	☐ High	☐ High	☐ High
Symptoms Tracker							
Acne	☐	☐	☐	☐	☐	☐	☐
Headache	☐	☐	☐	☐	☐	☐	☐
Migraine	☐	☐	☐	☐	☐	☐	☐
Bloating	☐	☐	☐	☐	☐	☐	☐
Moody	☐	☐	☐	☐	☐	☐	☐
Stress	☐	☐	☐	☐	☐	☐	☐
Fatigue	☐	☐	☐	☐	☐	☐	☐
Energised	☐	☐	☐	☐	☐	☐	☐
Pain free	☐	☐	☐	☐	☐	☐	☐
Cramps	☐	☐	☐	☐	☐	☐	☐
Tender breasts	☐	☐	☐	☐	☐	☐	☐
Body aches	☐	☐	☐	☐	☐	☐	☐
Cravings	☐	☐	☐	☐	☐	☐	☐

Notes

Monthly Tracker

Year: **Month:**

Day	1	2	3	4	5	6	7
Date							
Flow Intensity	☐ Spot	☐ Spot	☐ Spot	☐ Spot	☐ Spot	☐ Spot	☐ Spot
	☐ Low	☐ Low	☐ Low	☐ Low	☐ Low	☐ Low	☐ Low
	☐ Med	☐ Med	☐ Med	☐ Med	☐ Med	☐ Med	☐ Med
	☐ High	☐ High	☐ High	☐ High	☐ High	☐ High	☐ High
Pain Intensity	☐ Low	☐ Low	☐ Low	☐ Low	☐ Low	☐ Low	☐ Low
	☐ Med	☐ Med	☐ Med	☐ Med	☐ Med	☐ Med	☐ Med
	☐ High	☐ High	☐ High	☐ High	☐ High	☐ High	☐ High
Symptoms Tracker							
Acne	☐	☐	☐	☐	☐	☐	☐
Headache	☐	☐	☐	☐	☐	☐	☐
Migraine	☐	☐	☐	☐	☐	☐	☐
Bloating	☐	☐	☐	☐	☐	☐	☐
Moody	☐	☐	☐	☐	☐	☐	☐
Stress	☐	☐	☐	☐	☐	☐	☐
Fatigue	☐	☐	☐	☐	☐	☐	☐
Energised	☐	☐	☐	☐	☐	☐	☐
Pain free	☐	☐	☐	☐	☐	☐	☐
Cramps	☐	☐	☐	☐	☐	☐	☐
Tender breasts	☐	☐	☐	☐	☐	☐	☐
Body aches	☐	☐	☐	☐	☐	☐	☐
Cravings	☐	☐	☐	☐	☐	☐	☐

Notes

Monthly Tracker

Year: **Month:**

Day	1	2	3	4	5	6	7
Date							
Flow Intensity	☐ Spot	☐ Spot	☐ Spot	☐ Spot	☐ Spot	☐ Spot	☐ Spot
	☐ Low	☐ Low	☐ Low	☐ Low	☐ Low	☐ Low	☐ Low
	☐ Med	☐ Med	☐ Med	☐ Med	☐ Med	☐ Med	☐ Med
	☐ High	☐ High	☐ High	☐ High	☐ High	☐ High	☐ High
Pain Intensity	☐ Low	☐ Low	☐ Low	☐ Low	☐ Low	☐ Low	☐ Low
	☐ Med	☐ Med	☐ Med	☐ Med	☐ Med	☐ Med	☐ Med
	☐ High	☐ High	☐ High	☐ High	☐ High	☐ High	☐ High
Symptoms Tracker							
Acne	☐	☐	☐	☐	☐	☐	☐
Headache	☐	☐	☐	☐	☐	☐	☐
Migraine	☐	☐	☐	☐	☐	☐	☐
Bloating	☐	☐	☐	☐	☐	☐	☐
Moody	☐	☐	☐	☐	☐	☐	☐
Stress	☐	☐	☐	☐	☐	☐	☐
Fatigue	☐	☐	☐	☐	☐	☐	☐
Energised	☐	☐	☐	☐	☐	☐	☐
Pain free	☐	☐	☐	☐	☐	☐	☐
Cramps	☐	☐	☐	☐	☐	☐	☐
Tender breasts	☐	☐	☐	☐	☐	☐	☐
Body aches	☐	☐	☐	☐	☐	☐	☐
Cravings	☐	☐	☐	☐	☐	☐	☐

Notes

Monthly Tracker

Year: **Month:**

Day	1	2	3	4	5	6	7
Date							
Flow Intensity	☐ Spot	☐ Spot	☐ Spot	☐ Spot	☐ Spot	☐ Spot	☐ Spot
	☐ Low	☐ Low	☐ Low	☐ Low	☐ Low	☐ Low	☐ Low
	☐ Med	☐ Med	☐ Med	☐ Med	☐ Med	☐ Med	☐ Med
	☐ High	☐ High	☐ High	☐ High	☐ High	☐ High	☐ High
Pain Intensity	☐ Low	☐ Low	☐ Low	☐ Low	☐ Low	☐ Low	☐ Low
	☐ Med	☐ Med	☐ Med	☐ Med	☐ Med	☐ Med	☐ Med
	☐ High	☐ High	☐ High	☐ High	☐ High	☐ High	☐ High
Symptoms Tracker							
Acne	☐	☐	☐	☐	☐	☐	☐
Headache	☐	☐	☐	☐	☐	☐	☐
Migraine	☐	☐	☐	☐	☐	☐	☐
Bloating	☐	☐	☐	☐	☐	☐	☐
Moody	☐	☐	☐	☐	☐	☐	☐
Stress	☐	☐	☐	☐	☐	☐	☐
Fatigue	☐	☐	☐	☐	☐	☐	☐
Energised	☐	☐	☐	☐	☐	☐	☐
Pain free	☐	☐	☐	☐	☐	☐	☐
Cramps	☐	☐	☐	☐	☐	☐	☐
Tender breasts	☐	☐	☐	☐	☐	☐	☐
Body aches	☐	☐	☐	☐	☐	☐	☐
Cravings	☐	☐	☐	☐	☐	☐	☐

Notes

Monthly Tracker

Year: **Month:**

Day	1	2	3	4	5	6	7
Date							
Flow Intensity	☐ Spot	☐ Spot	☐ Spot	☐ Spot	☐ Spot	☐ Spot	☐ Spot
	☐ Low	☐ Low	☐ Low	☐ Low	☐ Low	☐ Low	☐ Low
	☐ Med	☐ Med	☐ Med	☐ Med	☐ Med	☐ Med	☐ Med
	☐ High	☐ High	☐ High	☐ High	☐ High	☐ High	☐ High
Pain Intensity	☐ Low	☐ Low	☐ Low	☐ Low	☐ Low	☐ Low	☐ Low
	☐ Med	☐ Med	☐ Med	☐ Med	☐ Med	☐ Med	☐ Med
	☐ High	☐ High	☐ High	☐ High	☐ High	☐ High	☐ High
Symptoms Tracker							
Acne	☐	☐	☐	☐	☐	☐	☐
Headache	☐	☐	☐	☐	☐	☐	☐
Migraine	☐	☐	☐	☐	☐	☐	☐
Bloating	☐	☐	☐	☐	☐	☐	☐
Moody	☐	☐	☐	☐	☐	☐	☐
Stress	☐	☐	☐	☐	☐	☐	☐
Fatigue	☐	☐	☐	☐	☐	☐	☐
Energised	☐	☐	☐	☐	☐	☐	☐
Pain free	☐	☐	☐	☐	☐	☐	☐
Cramps	☐	☐	☐	☐	☐	☐	☐
Tender breasts	☐	☐	☐	☐	☐	☐	☐
Body aches	☐	☐	☐	☐	☐	☐	☐
Cravings	☐	☐	☐	☐	☐	☐	☐

Notes

Monthly Tracker

Year: **Month:**

Day	1	2	3	4	5	6	7
Date							
Flow Intensity	☐ Spot	☐ Spot	☐ Spot	☐ Spot	☐ Spot	☐ Spot	☐ Spot
	☐ Low	☐ Low	☐ Low	☐ Low	☐ Low	☐ Low	☐ Low
	☐ Med	☐ Med	☐ Med	☐ Med	☐ Med	☐ Med	☐ Med
	☐ High	☐ High	☐ High	☐ High	☐ High	☐ High	☐ High
Pain Intensity	☐ Low	☐ Low	☐ Low	☐ Low	☐ Low	☐ Low	☐ Low
	☐ Med	☐ Med	☐ Med	☐ Med	☐ Med	☐ Med	☐ Med
	☐ High	☐ High	☐ High	☐ High	☐ High	☐ High	☐ High
Symptoms Tracker							
Acne	☐	☐	☐	☐	☐	☐	☐
Headache	☐	☐	☐	☐	☐	☐	☐
Migraine	☐	☐	☐	☐	☐	☐	☐
Bloating	☐	☐	☐	☐	☐	☐	☐
Moody	☐	☐	☐	☐	☐	☐	☐
Stress	☐	☐	☐	☐	☐	☐	☐
Fatigue	☐	☐	☐	☐	☐	☐	☐
Energised	☐	☐	☐	☐	☐	☐	☐
Pain free	☐	☐	☐	☐	☐	☐	☐
Cramps	☐	☐	☐	☐	☐	☐	☐
Tender breasts	☐	☐	☐	☐	☐	☐	☐
Body aches	☐	☐	☐	☐	☐	☐	☐
Cravings	☐	☐	☐	☐	☐	☐	☐

Notes

Monthly Tracker

Year: **Month:**

Day	1	2	3	4	5	6	7
Date							
Flow Intensity	☐ Spot	☐ Spot	☐ Spot	☐ Spot	☐ Spot	☐ Spot	☐ Spot
	☐ Low	☐ Low	☐ Low	☐ Low	☐ Low	☐ Low	☐ Low
	☐ Med	☐ Med	☐ Med	☐ Med	☐ Med	☐ Med	☐ Med
	☐ High	☐ High	☐ High	☐ High	☐ High	☐ High	☐ High
Pain Intensity	☐ Low	☐ Low	☐ Low	☐ Low	☐ Low	☐ Low	☐ Low
	☐ Med	☐ Med	☐ Med	☐ Med	☐ Med	☐ Med	☐ Med
	☐ High	☐ High	☐ High	☐ High	☐ High	☐ High	☐ High
	Symptoms Tracker						
Acne	☐	☐	☐	☐	☐	☐	☐
Headache	☐	☐	☐	☐	☐	☐	☐
Migraine	☐	☐	☐	☐	☐	☐	☐
Bloating	☐	☐	☐	☐	☐	☐	☐
Moody	☐	☐	☐	☐	☐	☐	☐
Stress	☐	☐	☐	☐	☐	☐	☐
Fatigue	☐	☐	☐	☐	☐	☐	☐
Energised	☐	☐	☐	☐	☐	☐	☐
Pain free	☐	☐	☐	☐	☐	☐	☐
Cramps	☐	☐	☐	☐	☐	☐	☐
Tender breasts	☐	☐	☐	☐	☐	☐	☐
Body aches	☐	☐	☐	☐	☐	☐	☐
Cravings	☐	☐	☐	☐	☐	☐	☐

Notes

Monthly Tracker

Year: **Month:**

Day	1	2	3	4	5	6	7
Date							
Flow Intensity	☐ Spot	☐ Spot	☐ Spot	☐ Spot	☐ Spot	☐ Spot	☐ Spot
	☐ Low	☐ Low	☐ Low	☐ Low	☐ Low	☐ Low	☐ Low
	☐ Med	☐ Med	☐ Med	☐ Med	☐ Med	☐ Med	☐ Med
	☐ High	☐ High	☐ High	☐ High	☐ High	☐ High	☐ High
Pain Intensity	☐ Low	☐ Low	☐ Low	☐ Low	☐ Low	☐ Low	☐ Low
	☐ Med	☐ Med	☐ Med	☐ Med	☐ Med	☐ Med	☐ Med
	☐ High	☐ High	☐ High	☐ High	☐ High	☐ High	☐ High
Symptoms Tracker							
Acne	☐	☐	☐	☐	☐	☐	☐
Headache	☐	☐	☐	☐	☐	☐	☐
Migraine	☐	☐	☐	☐	☐	☐	☐
Bloating	☐	☐	☐	☐	☐	☐	☐
Moody	☐	☐	☐	☐	☐	☐	☐
Stress	☐	☐	☐	☐	☐	☐	☐
Fatigue	☐	☐	☐	☐	☐	☐	☐
Energised	☐	☐	☐	☐	☐	☐	☐
Pain free	☐	☐	☐	☐	☐	☐	☐
Cramps	☐	☐	☐	☐	☐	☐	☐
Tender breasts	☐	☐	☐	☐	☐	☐	☐
Body aches	☐	☐	☐	☐	☐	☐	☐
Cravings	☐	☐	☐	☐	☐	☐	☐

Notes

Monthly Tracker

Year: **Month:**

Day	1	2	3	4	5	6	7
Date							
Flow Intensity	☐ Spot	☐ Spot	☐ Spot	☐ Spot	☐ Spot	☐ Spot	☐ Spot
	☐ Low	☐ Low	☐ Low	☐ Low	☐ Low	☐ Low	☐ Low
	☐ Med	☐ Med	☐ Med	☐ Med	☐ Med	☐ Med	☐ Med
	☐ High	☐ High	☐ High	☐ High	☐ High	☐ High	☐ High
Pain Intensity	☐ Low	☐ Low	☐ Low	☐ Low	☐ Low	☐ Low	☐ Low
	☐ Med	☐ Med	☐ Med	☐ Med	☐ Med	☐ Med	☐ Med
	☐ High	☐ High	☐ High	☐ High	☐ High	☐ High	☐ High
Symptoms Tracker							
Acne	☐	☐	☐	☐	☐	☐	☐
Headache	☐	☐	☐	☐	☐	☐	☐
Migraine	☐	☐	☐	☐	☐	☐	☐
Bloating	☐	☐	☐	☐	☐	☐	☐
Moody	☐	☐	☐	☐	☐	☐	☐
Stress	☐	☐	☐	☐	☐	☐	☐
Fatigue	☐	☐	☐	☐	☐	☐	☐
Energised	☐	☐	☐	☐	☐	☐	☐
Pain free	☐	☐	☐	☐	☐	☐	☐
Cramps	☐	☐	☐	☐	☐	☐	☐
Tender breasts	☐	☐	☐	☐	☐	☐	☐
Body aches	☐	☐	☐	☐	☐	☐	☐
Cravings	☐	☐	☐	☐	☐	☐	☐

Notes

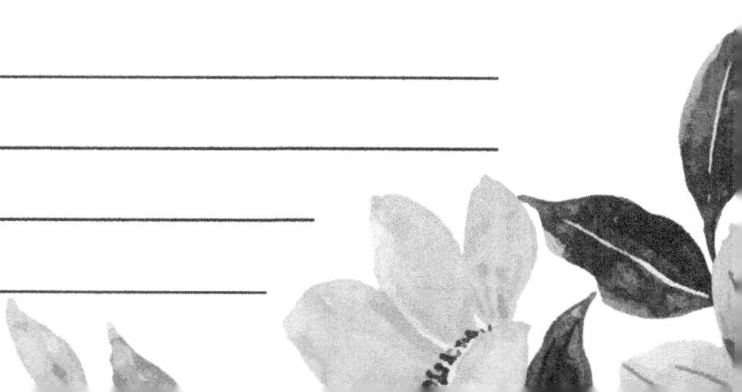

Monthly Tracker

Year: **Month:**

Day	1	2	3	4	5	6	7
Date							
Flow Intensity	☐ Spot	☐ Spot	☐ Spot	☐ Spot	☐ Spot	☐ Spot	☐ Spot
	☐ Low	☐ Low	☐ Low	☐ Low	☐ Low	☐ Low	☐ Low
	☐ Med	☐ Med	☐ Med	☐ Med	☐ Med	☐ Med	☐ Med
	☐ High	☐ High	☐ High	☐ High	☐ High	☐ High	☐ High
Pain Intensity	☐ Low	☐ Low	☐ Low	☐ Low	☐ Low	☐ Low	☐ Low
	☐ Med	☐ Med	☐ Med	☐ Med	☐ Med	☐ Med	☐ Med
	☐ High	☐ High	☐ High	☐ High	☐ High	☐ High	☐ High
	Symptoms Tracker						
Acne	☐	☐	☐	☐	☐	☐	☐
Headache	☐	☐	☐	☐	☐	☐	☐
Migraine	☐	☐	☐	☐	☐	☐	☐
Bloating	☐	☐	☐	☐	☐	☐	☐
Moody	☐	☐	☐	☐	☐	☐	☐
Stress	☐	☐	☐	☐	☐	☐	☐
Fatigue	☐	☐	☐	☐	☐	☐	☐
Energised	☐	☐	☐	☐	☐	☐	☐
Pain free	☐	☐	☐	☐	☐	☐	☐
Cramps	☐	☐	☐	☐	☐	☐	☐
Tender breasts	☐	☐	☐	☐	☐	☐	☐
Body aches	☐	☐	☐	☐	☐	☐	☐
Cravings	☐	☐	☐	☐	☐	☐	☐

Notes

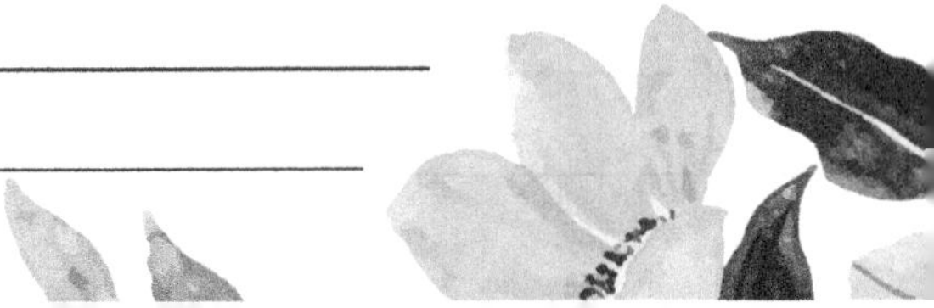

Monthly Tracker

Year: **Month:**

Day	1	2	3	4	5	6	7
Date							
Flow Intensity	☐ Spot	☐ Spot	☐ Spot	☐ Spot	☐ Spot	☐ Spot	☐ Spot
	☐ Low	☐ Low	☐ Low	☐ Low	☐ Low	☐ Low	☐ Low
	☐ Med	☐ Med	☐ Med	☐ Med	☐ Med	☐ Med	☐ Med
	☐ High	☐ High	☐ High	☐ High	☐ High	☐ High	☐ High
Pain Intensity	☐ Low	☐ Low	☐ Low	☐ Low	☐ Low	☐ Low	☐ Low
	☐ Med	☐ Med	☐ Med	☐ Med	☐ Med	☐ Med	☐ Med
	☐ High	☐ High	☐ High	☐ High	☐ High	☐ High	☐ High
Symptoms Tracker							
Acne	☐	☐	☐	☐	☐	☐	☐
Headache	☐	☐	☐	☐	☐	☐	☐
Migraine	☐	☐	☐	☐	☐	☐	☐
Bloating	☐	☐	☐	☐	☐	☐	☐
Moody	☐	☐	☐	☐	☐	☐	☐
Stress	☐	☐	☐	☐	☐	☐	☐
Fatigue	☐	☐	☐	☐	☐	☐	☐
Energised	☐	☐	☐	☐	☐	☐	☐
Pain free	☐	☐	☐	☐	☐	☐	☐
Cramps	☐	☐	☐	☐	☐	☐	☐
Tender breasts	☐	☐	☐	☐	☐	☐	☐
Body aches	☐	☐	☐	☐	☐	☐	☐
Cravings	☐	☐	☐	☐	☐	☐	☐

Notes

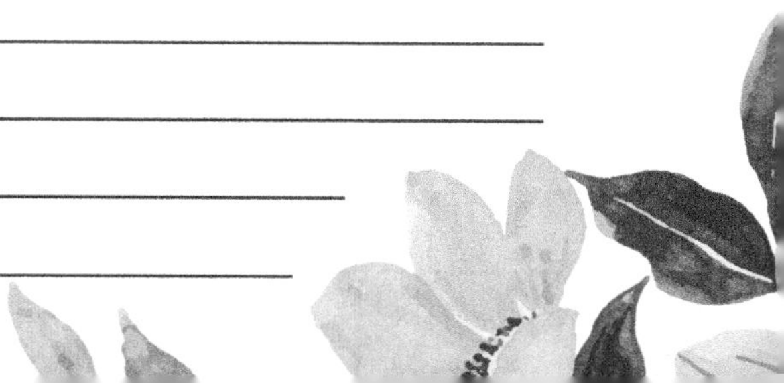

Monthly Tracker

Year: **Month:**

Day	1	2	3	4	5	6	7
Date							
Flow Intensity	☐ Spot	☐ Spot	☐ Spot	☐ Spot	☐ Spot	☐ Spot	☐ Spot
	☐ Low	☐ Low	☐ Low	☐ Low	☐ Low	☐ Low	☐ Low
	☐ Med	☐ Med	☐ Med	☐ Med	☐ Med	☐ Med	☐ Med
	☐ High	☐ High	☐ High	☐ High	☐ High	☐ High	☐ High
Pain Intensity	☐ Low	☐ Low	☐ Low	☐ Low	☐ Low	☐ Low	☐ Low
	☐ Med	☐ Med	☐ Med	☐ Med	☐ Med	☐ Med	☐ Med
	☐ High	☐ High	☐ High	☐ High	☐ High	☐ High	☐ High
Symptoms Tracker							
Acne	☐	☐	☐	☐	☐	☐	☐
Headache	☐	☐	☐	☐	☐	☐	☐
Migraine	☐	☐	☐	☐	☐	☐	☐
Bloating	☐	☐	☐	☐	☐	☐	☐
Moody	☐	☐	☐	☐	☐	☐	☐
Stress	☐	☐	☐	☐	☐	☐	☐
Fatigue	☐	☐	☐	☐	☐	☐	☐
Energised	☐	☐	☐	☐	☐	☐	☐
Pain free	☐	☐	☐	☐	☐	☐	☐
Cramps	☐	☐	☐	☐	☐	☐	☐
Tender breasts	☐	☐	☐	☐	☐	☐	☐
Body aches	☐	☐	☐	☐	☐	☐	☐
Cravings	☐	☐	☐	☐	☐	☐	☐

Notes

Monthly Tracker

Year: **Month:**

Day	1	2	3	4	5	6	7
Date							
Flow Intensity	☐ Spot	☐ Spot	☐ Spot	☐ Spot	☐ Spot	☐ Spot	☐ Spot
	☐ Low	☐ Low	☐ Low	☐ Low	☐ Low	☐ Low	☐ Low
	☐ Med	☐ Med	☐ Med	☐ Med	☐ Med	☐ Med	☐ Med
	☐ High	☐ High	☐ High	☐ High	☐ High	☐ High	☐ High
Pain Intensity	☐ Low	☐ Low	☐ Low	☐ Low	☐ Low	☐ Low	☐ Low
	☐ Med	☐ Med	☐ Med	☐ Med	☐ Med	☐ Med	☐ Med
	☐ High	☐ High	☐ High	☐ High	☐ High	☐ High	☐ High
Symptoms Tracker							
Acne	☐	☐	☐	☐	☐	☐	☐
Headache	☐	☐	☐	☐	☐	☐	☐
Migraine	☐	☐	☐	☐	☐	☐	☐
Bloating	☐	☐	☐	☐	☐	☐	☐
Moody	☐	☐	☐	☐	☐	☐	☐
Stress	☐	☐	☐	☐	☐	☐	☐
Fatigue	☐	☐	☐	☐	☐	☐	☐
Energised	☐	☐	☐	☐	☐	☐	☐
Pain free	☐	☐	☐	☐	☐	☐	☐
Cramps	☐	☐	☐	☐	☐	☐	☐
Tender breasts	☐	☐	☐	☐	☐	☐	☐
Body aches	☐	☐	☐	☐	☐	☐	☐
Cravings	☐	☐	☐	☐	☐	☐	☐

Notes

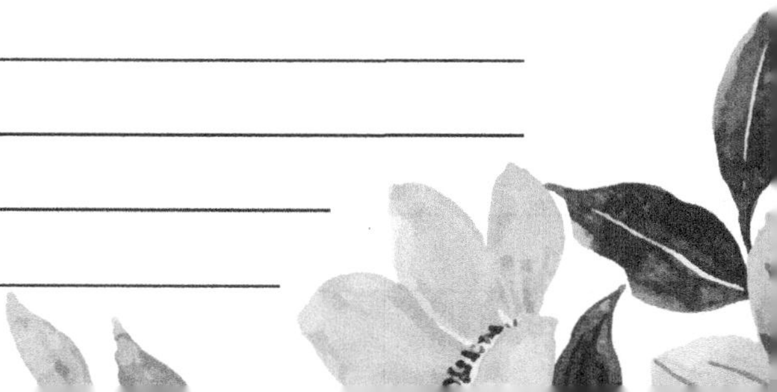

Monthly Tracker

Year: **Month:**

Day	1	2	3	4	5	6	7
Date							
Flow Intensity	☐ Spot	☐ Spot	☐ Spot	☐ Spot	☐ Spot	☐ Spot	☐ Spot
	☐ Low	☐ Low	☐ Low	☐ Low	☐ Low	☐ Low	☐ Low
	☐ Med	☐ Med	☐ Med	☐ Med	☐ Med	☐ Med	☐ Med
	☐ High	☐ High	☐ High	☐ High	☐ High	☐ High	☐ High
Pain Intensity	☐ Low	☐ Low	☐ Low	☐ Low	☐ Low	☐ Low	☐ Low
	☐ Med	☐ Med	☐ Med	☐ Med	☐ Med	☐ Med	☐ Med
	☐ High	☐ High	☐ High	☐ High	☐ High	☐ High	☐ High
Symptoms Tracker							
Acne	☐	☐	☐	☐	☐	☐	☐
Headache	☐	☐	☐	☐	☐	☐	☐
Migraine	☐	☐	☐	☐	☐	☐	☐
Bloating	☐	☐	☐	☐	☐	☐	☐
Moody	☐	☐	☐	☐	☐	☐	☐
Stress	☐	☐	☐	☐	☐	☐	☐
Fatigue	☐	☐	☐	☐	☐	☐	☐
Energised	☐	☐	☐	☐	☐	☐	☐
Pain free	☐	☐	☐	☐	☐	☐	☐
Cramps	☐	☐	☐	☐	☐	☐	☐
Tender breasts	☐	☐	☐	☐	☐	☐	☐
Body aches	☐	☐	☐	☐	☐	☐	☐
Cravings	☐	☐	☐	☐	☐	☐	☐

Notes

Monthly Tracker

Year: **Month:**

Day	1	2	3	4	5	6	7
Date							
Flow Intensity	☐ Spot	☐ Spot	☐ Spot	☐ Spot	☐ Spot	☐ Spot	☐ Spot
	☐ Low	☐ Low	☐ Low	☐ Low	☐ Low	☐ Low	☐ Low
	☐ Med	☐ Med	☐ Med	☐ Med	☐ Med	☐ Med	☐ Med
	☐ High	☐ High	☐ High	☐ High	☐ High	☐ High	☐ High
Pain Intensity	☐ Low	☐ Low	☐ Low	☐ Low	☐ Low	☐ Low	☐ Low
	☐ Med	☐ Med	☐ Med	☐ Med	☐ Med	☐ Med	☐ Med
	☐ High	☐ High	☐ High	☐ High	☐ High	☐ High	☐ High
Symptoms Tracker							
Acne	☐	☐	☐	☐	☐	☐	☐
Headache	☐	☐	☐	☐	☐	☐	☐
Migraine	☐	☐	☐	☐	☐	☐	☐
Bloating	☐	☐	☐	☐	☐	☐	☐
Moody	☐	☐	☐	☐	☐	☐	☐
Stress	☐	☐	☐	☐	☐	☐	☐
Fatigue	☐	☐	☐	☐	☐	☐	☐
Energised	☐	☐	☐	☐	☐	☐	☐
Pain free	☐	☐	☐	☐	☐	☐	☐
Cramps	☐	☐	☐	☐	☐	☐	☐
Tender breasts	☐	☐	☐	☐	☐	☐	☐
Body aches	☐	☐	☐	☐	☐	☐	☐
Cravings	☐	☐	☐	☐	☐	☐	☐

Notes

Monthly Tracker

Year: **Month:**

Day	1	2	3	4	5	6	7
Date							
Flow Intensity	☐ Spot	☐ Spot	☐ Spot	☐ Spot	☐ Spot	☐ Spot	☐ Spot
	☐ Low	☐ Low	☐ Low	☐ Low	☐ Low	☐ Low	☐ Low
	☐ Med	☐ Med	☐ Med	☐ Med	☐ Med	☐ Med	☐ Med
	☐ High	☐ High	☐ High	☐ High	☐ High	☐ High	☐ High
Pain Intensity	☐ Low	☐ Low	☐ Low	☐ Low	☐ Low	☐ Low	☐ Low
	☐ Med	☐ Med	☐ Med	☐ Med	☐ Med	☐ Med	☐ Med
	☐ High	☐ High	☐ High	☐ High	☐ High	☐ High	☐ High
Symptoms Tracker							
Acne	☐	☐	☐	☐	☐	☐	☐
Headache	☐	☐	☐	☐	☐	☐	☐
Migraine	☐	☐	☐	☐	☐	☐	☐
Bloating	☐	☐	☐	☐	☐	☐	☐
Moody	☐	☐	☐	☐	☐	☐	☐
Stress	☐	☐	☐	☐	☐	☐	☐
Fatigue	☐	☐	☐	☐	☐	☐	☐
Energised	☐	☐	☐	☐	☐	☐	☐
Pain free	☐	☐	☐	☐	☐	☐	☐
Cramps	☐	☐	☐	☐	☐	☐	☐
Tender breasts	☐	☐	☐	☐	☐	☐	☐
Body aches	☐	☐	☐	☐	☐	☐	☐
Cravings	☐	☐	☐	☐	☐	☐	☐

Notes

Monthly Tracker

Year: **Month:**

Day	1	2	3	4	5	6	7
Date							
Flow Intensity	☐ Spot	☐ Spot	☐ Spot	☐ Spot	☐ Spot	☐ Spot	☐ Spot
	☐ Low	☐ Low	☐ Low	☐ Low	☐ Low	☐ Low	☐ Low
	☐ Med	☐ Med	☐ Med	☐ Med	☐ Med	☐ Med	☐ Med
	☐ High	☐ High	☐ High	☐ High	☐ High	☐ High	☐ High
Pain Intensity	☐ Low	☐ Low	☐ Low	☐ Low	☐ Low	☐ Low	☐ Low
	☐ Med	☐ Med	☐ Med	☐ Med	☐ Med	☐ Med	☐ Med
	☐ High	☐ High	☐ High	☐ High	☐ High	☐ High	☐ High
Symptoms Tracker							
Acne	☐	☐	☐	☐	☐	☐	☐
Headache	☐	☐	☐	☐	☐	☐	☐
Migraine	☐	☐	☐	☐	☐	☐	☐
Bloating	☐	☐	☐	☐	☐	☐	☐
Moody	☐	☐	☐	☐	☐	☐	☐
Stress	☐	☐	☐	☐	☐	☐	☐
Fatigue	☐	☐	☐	☐	☐	☐	☐
Energised	☐	☐	☐	☐	☐	☐	☐
Pain free	☐	☐	☐	☐	☐	☐	☐
Cramps	☐	☐	☐	☐	☐	☐	☐
Tender breasts	☐	☐	☐	☐	☐	☐	☐
Body aches	☐	☐	☐	☐	☐	☐	☐
Cravings	☐	☐	☐	☐	☐	☐	☐

Notes

Monthly Tracker

Year: **Month:**

Day	1	2	3	4	5	6	7
Date							
Flow Intensity	☐ Spot	☐ Spot	☐ Spot	☐ Spot	☐ Spot	☐ Spot	☐ Spot
	☐ Low	☐ Low	☐ Low	☐ Low	☐ Low	☐ Low	☐ Low
	☐ Med	☐ Med	☐ Med	☐ Med	☐ Med	☐ Med	☐ Med
	☐ High	☐ High	☐ High	☐ High	☐ High	☐ High	☐ High
Pain Intensity	☐ Low	☐ Low	☐ Low	☐ Low	☐ Low	☐ Low	☐ Low
	☐ Med	☐ Med	☐ Med	☐ Med	☐ Med	☐ Med	☐ Med
	☐ High	☐ High	☐ High	☐ High	☐ High	☐ High	☐ High
Symptoms Tracker							
Acne	☐	☐	☐	☐	☐	☐	☐
Headache	☐	☐	☐	☐	☐	☐	☐
Migraine	☐	☐	☐	☐	☐	☐	☐
Bloating	☐	☐	☐	☐	☐	☐	☐
Moody	☐	☐	☐	☐	☐	☐	☐
Stress	☐	☐	☐	☐	☐	☐	☐
Fatigue	☐	☐	☐	☐	☐	☐	☐
Energised	☐	☐	☐	☐	☐	☐	☐
Pain free	☐	☐	☐	☐	☐	☐	☐
Cramps	☐	☐	☐	☐	☐	☐	☐
Tender breasts	☐	☐	☐	☐	☐	☐	☐
Body aches	☐	☐	☐	☐	☐	☐	☐
Cravings	☐	☐	☐	☐	☐	☐	☐

Notes

Monthly Tracker

Year: **Month:**

Day	1	2	3	4	5	6	7
Date							
Flow Intensity	☐ Spot	☐ Spot	☐ Spot	☐ Spot	☐ Spot	☐ Spot	☐ Spot
	☐ Low	☐ Low	☐ Low	☐ Low	☐ Low	☐ Low	☐ Low
	☐ Med	☐ Med	☐ Med	☐ Med	☐ Med	☐ Med	☐ Med
	☐ High	☐ High	☐ High	☐ High	☐ High	☐ High	☐ High
Pain Intensity	☐ Low	☐ Low	☐ Low	☐ Low	☐ Low	☐ Low	☐ Low
	☐ Med	☐ Med	☐ Med	☐ Med	☐ Med	☐ Med	☐ Med
	☐ High	☐ High	☐ High	☐ High	☐ High	☐ High	☐ High
	Symptoms Tracker						
Acne	☐	☐	☐	☐	☐	☐	☐
Headache	☐	☐	☐	☐	☐	☐	☐
Migraine	☐	☐	☐	☐	☐	☐	☐
Bloating	☐	☐	☐	☐	☐	☐	☐
Moody	☐	☐	☐	☐	☐	☐	☐
Stress	☐	☐	☐	☐	☐	☐	☐
Fatigue	☐	☐	☐	☐	☐	☐	☐
Energised	☐	☐	☐	☐	☐	☐	☐
Pain free	☐	☐	☐	☐	☐	☐	☐
Cramps	☐	☐	☐	☐	☐	☐	☐
Tender breasts	☐	☐	☐	☐	☐	☐	☐
Body aches	☐	☐	☐	☐	☐	☐	☐
Cravings	☐	☐	☐	☐	☐	☐	☐

Notes

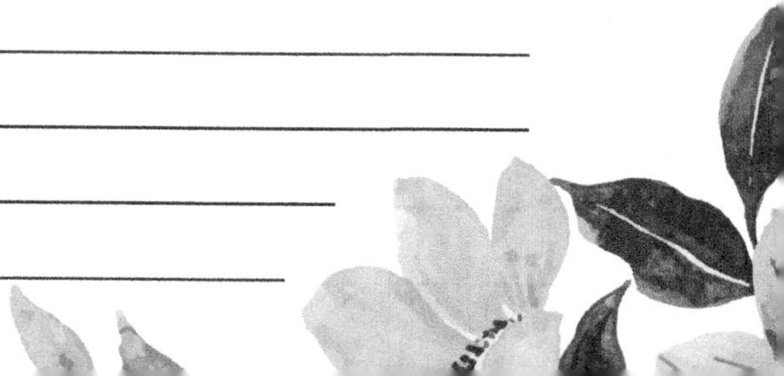

Monthly Tracker

Year: **Month:**

Day	1	2	3	4	5	6	7
Date							
Flow Intensity	☐ Spot	☐ Spot	☐ Spot	☐ Spot	☐ Spot	☐ Spot	☐ Spot
	☐ Low	☐ Low	☐ Low	☐ Low	☐ Low	☐ Low	☐ Low
	☐ Med	☐ Med	☐ Med	☐ Med	☐ Med	☐ Med	☐ Med
	☐ High	☐ High	☐ High	☐ High	☐ High	☐ High	☐ High
Pain Intensity	☐ Low	☐ Low	☐ Low	☐ Low	☐ Low	☐ Low	☐ Low
	☐ Med	☐ Med	☐ Med	☐ Med	☐ Med	☐ Med	☐ Med
	☐ High	☐ High	☐ High	☐ High	☐ High	☐ High	☐ High
Symptoms Tracker							
Acne	☐	☐	☐	☐	☐	☐	☐
Headache	☐	☐	☐	☐	☐	☐	☐
Migraine	☐	☐	☐	☐	☐	☐	☐
Bloating	☐	☐	☐	☐	☐	☐	☐
Moody	☐	☐	☐	☐	☐	☐	☐
Stress	☐	☐	☐	☐	☐	☐	☐
Fatigue	☐	☐	☐	☐	☐	☐	☐
Energised	☐	☐	☐	☐	☐	☐	☐
Pain free	☐	☐	☐	☐	☐	☐	☐
Cramps	☐	☐	☐	☐	☐	☐	☐
Tender breasts	☐	☐	☐	☐	☐	☐	☐
Body aches	☐	☐	☐	☐	☐	☐	☐
Cravings	☐	☐	☐	☐	☐	☐	☐

Notes

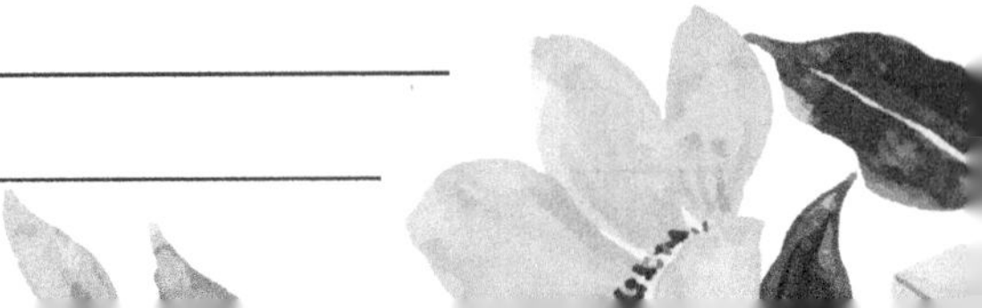

Monthly Tracker

Year:

Month:

Day	1	2	3	4	5	6	7
Date							
Flow Intensity	☐ Spot	☐ Spot	☐ Spot	☐ Spot	☐ Spot	☐ Spot	☐ Spot
	☐ Low	☐ Low	☐ Low	☐ Low	☐ Low	☐ Low	☐ Low
	☐ Med	☐ Med	☐ Med	☐ Med	☐ Med	☐ Med	☐ Med
	☐ High	☐ High	☐ High	☐ High	☐ High	☐ High	☐ High
Pain Intensity	☐ Low	☐ Low	☐ Low	☐ Low	☐ Low	☐ Low	☐ Low
	☐ Med	☐ Med	☐ Med	☐ Med	☐ Med	☐ Med	☐ Med
	☐ High	☐ High	☐ High	☐ High	☐ High	☐ High	☐ High
Symptoms Tracker							
Acne	☐	☐	☐	☐	☐	☐	☐
Headache	☐	☐	☐	☐	☐	☐	☐
Migraine	☐	☐	☐	☐	☐	☐	☐
Bloating	☐	☐	☐	☐	☐	☐	☐
Moody	☐	☐	☐	☐	☐	☐	☐
Stress	☐	☐	☐	☐	☐	☐	☐
Fatigue	☐	☐	☐	☐	☐	☐	☐
Energised	☐	☐	☐	☐	☐	☐	☐
Pain free	☐	☐	☐	☐	☐	☐	☐
Cramps	☐	☐	☐	☐	☐	☐	☐
Tender breasts	☐	☐	☐	☐	☐	☐	☐
Body aches	☐	☐	☐	☐	☐	☐	☐
Cravings	☐	☐	☐	☐	☐	☐	☐

Notes

Monthly Tracker

Year: **Month:**

Day	1	2	3	4	5	6	7
Date							
Flow Intensity	☐ Spot	☐ Spot	☐ Spot	☐ Spot	☐ Spot	☐ Spot	☐ Spot
	☐ Low	☐ Low	☐ Low	☐ Low	☐ Low	☐ Low	☐ Low
	☐ Med	☐ Med	☐ Med	☐ Med	☐ Med	☐ Med	☐ Med
	☐ High	☐ High	☐ High	☐ High	☐ High	☐ High	☐ High
Pain Intensity	☐ Low	☐ Low	☐ Low	☐ Low	☐ Low	☐ Low	☐ Low
	☐ Med	☐ Med	☐ Med	☐ Med	☐ Med	☐ Med	☐ Med
	☐ High	☐ High	☐ High	☐ High	☐ High	☐ High	☐ High
Symptoms Tracker							
Acne	☐	☐	☐	☐	☐	☐	☐
Headache	☐	☐	☐	☐	☐	☐	☐
Migraine	☐	☐	☐	☐	☐	☐	☐
Bloating	☐	☐	☐	☐	☐	☐	☐
Moody	☐	☐	☐	☐	☐	☐	☐
Stress	☐	☐	☐	☐	☐	☐	☐
Fatigue	☐	☐	☐	☐	☐	☐	☐
Energised	☐	☐	☐	☐	☐	☐	☐
Pain free	☐	☐	☐	☐	☐	☐	☐
Cramps	☐	☐	☐	☐	☐	☐	☐
Tender breasts	☐	☐	☐	☐	☐	☐	☐
Body aches	☐	☐	☐	☐	☐	☐	☐
Cravings	☐	☐	☐	☐	☐	☐	☐

Notes

Monthly Tracker

Year: **Month:**

Day	1	2	3	4	5	6	7
Date							
Flow Intensity	☐ Spot	☐ Spot	☐ Spot	☐ Spot	☐ Spot	☐ Spot	☐ Spot
	☐ Low	☐ Low	☐ Low	☐ Low	☐ Low	☐ Low	☐ Low
	☐ Med	☐ Med	☐ Med	☐ Med	☐ Med	☐ Med	☐ Med
	☐ High	☐ High	☐ High	☐ High	☐ High	☐ High	☐ High
Pain Intensity	☐ Low	☐ Low	☐ Low	☐ Low	☐ Low	☐ Low	☐ Low
	☐ Med	☐ Med	☐ Med	☐ Med	☐ Med	☐ Med	☐ Med
	☐ High	☐ High	☐ High	☐ High	☐ High	☐ High	☐ High
	Symptoms Tracker						
Acne	☐	☐	☐	☐	☐	☐	☐
Headache	☐	☐	☐	☐	☐	☐	☐
Migraine	☐	☐	☐	☐	☐	☐	☐
Bloating	☐	☐	☐	☐	☐	☐	☐
Moody	☐	☐	☐	☐	☐	☐	☐
Stress	☐	☐	☐	☐	☐	☐	☐
Fatigue	☐	☐	☐	☐	☐	☐	☐
Energised	☐	☐	☐	☐	☐	☐	☐
Pain free	☐	☐	☐	☐	☐	☐	☐
Cramps	☐	☐	☐	☐	☐	☐	☐
Tender breasts	☐	☐	☐	☐	☐	☐	☐
Body aches	☐	☐	☐	☐	☐	☐	☐
Cravings	☐	☐	☐	☐	☐	☐	☐

Notes

Monthly Tracker

Year: **Month:**

Day	1	2	3	4	5	6	7
Date							
Flow Intensity	☐ Spot	☐ Spot	☐ Spot	☐ Spot	☐ Spot	☐ Spot	☐ Spot
	☐ Low	☐ Low	☐ Low	☐ Low	☐ Low	☐ Low	☐ Low
	☐ Med	☐ Med	☐ Med	☐ Med	☐ Med	☐ Med	☐ Med
	☐ High	☐ High	☐ High	☐ High	☐ High	☐ High	☐ High
Pain Intensity	☐ Low	☐ Low	☐ Low	☐ Low	☐ Low	☐ Low	☐ Low
	☐ Med	☐ Med	☐ Med	☐ Med	☐ Med	☐ Med	☐ Med
	☐ High	☐ High	☐ High	☐ High	☐ High	☐ High	☐ High
Symptoms Tracker							
Acne	☐	☐	☐	☐	☐	☐	☐
Headache	☐	☐	☐	☐	☐	☐	☐
Migraine	☐	☐	☐	☐	☐	☐	☐
Bloating	☐	☐	☐	☐	☐	☐	☐
Moody	☐	☐	☐	☐	☐	☐	☐
Stress	☐	☐	☐	☐	☐	☐	☐
Fatigue	☐	☐	☐	☐	☐	☐	☐
Energised	☐	☐	☐	☐	☐	☐	☐
Pain free	☐	☐	☐	☐	☐	☐	☐
Cramps	☐	☐	☐	☐	☐	☐	☐
Tender breasts	☐	☐	☐	☐	☐	☐	☐
Body aches	☐	☐	☐	☐	☐	☐	☐
Cravings	☐	☐	☐	☐	☐	☐	☐

Notes

Monthly Tracker

Year: **Month:**

Day	1	2	3	4	5	6	7
Date							
Flow Intensity	☐ Spot	☐ Spot	☐ Spot	☐ Spot	☐ Spot	☐ Spot	☐ Spot
	☐ Low	☐ Low	☐ Low	☐ Low	☐ Low	☐ Low	☐ Low
	☐ Med	☐ Med	☐ Med	☐ Med	☐ Med	☐ Med	☐ Med
	☐ High	☐ High	☐ High	☐ High	☐ High	☐ High	☐ High
Pain Intensity	☐ Low	☐ Low	☐ Low	☐ Low	☐ Low	☐ Low	☐ Low
	☐ Med	☐ Med	☐ Med	☐ Med	☐ Med	☐ Med	☐ Med
	☐ High	☐ High	☐ High	☐ High	☐ High	☐ High	☐ High
Symptoms Tracker							
Acne	☐	☐	☐	☐	☐	☐	☐
Headache	☐	☐	☐	☐	☐	☐	☐
Migraine	☐	☐	☐	☐	☐	☐	☐
Bloating	☐	☐	☐	☐	☐	☐	☐
Moody	☐	☐	☐	☐	☐	☐	☐
Stress	☐	☐	☐	☐	☐	☐	☐
Fatigue	☐	☐	☐	☐	☐	☐	☐
Energised	☐	☐	☐	☐	☐	☐	☐
Pain free	☐	☐	☐	☐	☐	☐	☐
Cramps	☐	☐	☐	☐	☐	☐	☐
Tender breasts	☐	☐	☐	☐	☐	☐	☐
Body aches	☐	☐	☐	☐	☐	☐	☐
Cravings	☐	☐	☐	☐	☐	☐	☐

Notes

Monthly Tracker

Year: **Month:**

Day	1	2	3	4	5	6	7
Date							
Flow Intensity	☐ Spot	☐ Spot	☐ Spot	☐ Spot	☐ Spot	☐ Spot	☐ Spot
	☐ Low	☐ Low	☐ Low	☐ Low	☐ Low	☐ Low	☐ Low
	☐ Med	☐ Med	☐ Med	☐ Med	☐ Med	☐ Med	☐ Med
	☐ High	☐ High	☐ High	☐ High	☐ High	☐ High	☐ High
Pain Intensity	☐ Low	☐ Low	☐ Low	☐ Low	☐ Low	☐ Low	☐ Low
	☐ Med	☐ Med	☐ Med	☐ Med	☐ Med	☐ Med	☐ Med
	☐ High	☐ High	☐ High	☐ High	☐ High	☐ High	☐ High
Symptoms Tracker							
Acne	☐	☐	☐	☐	☐	☐	☐
Headache	☐	☐	☐	☐	☐	☐	☐
Migraine	☐	☐	☐	☐	☐	☐	☐
Bloating	☐	☐	☐	☐	☐	☐	☐
Moody	☐	☐	☐	☐	☐	☐	☐
Stress	☐	☐	☐	☐	☐	☐	☐
Fatigue	☐	☐	☐	☐	☐	☐	☐
Energised	☐	☐	☐	☐	☐	☐	☐
Pain free	☐	☐	☐	☐	☐	☐	☐
Cramps	☐	☐	☐	☐	☐	☐	☐
Tender breasts	☐	☐	☐	☐	☐	☐	☐
Body aches	☐	☐	☐	☐	☐	☐	☐
Cravings	☐	☐	☐	☐	☐	☐	☐

Notes

Monthly Tracker

Year: **Month:**

Day	1	2	3	4	5	6	7
Date							
Flow Intensity	☐ Spot	☐ Spot	☐ Spot	☐ Spot	☐ Spot	☐ Spot	☐ Spot
	☐ Low	☐ Low	☐ Low	☐ Low	☐ Low	☐ Low	☐ Low
	☐ Med	☐ Med	☐ Med	☐ Med	☐ Med	☐ Med	☐ Med
	☐ High	☐ High	☐ High	☐ High	☐ High	☐ High	☐ High
Pain Intensity	☐ Low	☐ Low	☐ Low	☐ Low	☐ Low	☐ Low	☐ Low
	☐ Med	☐ Med	☐ Med	☐ Med	☐ Med	☐ Med	☐ Med
	☐ High	☐ High	☐ High	☐ High	☐ High	☐ High	☐ High
Symptoms Tracker							
Acne	☐	☐	☐	☐	☐	☐	☐
Headache	☐	☐	☐	☐	☐	☐	☐
Migraine	☐	☐	☐	☐	☐	☐	☐
Bloating	☐	☐	☐	☐	☐	☐	☐
Moody	☐	☐	☐	☐	☐	☐	☐
Stress	☐	☐	☐	☐	☐	☐	☐
Fatigue	☐	☐	☐	☐	☐	☐	☐
Energised	☐	☐	☐	☐	☐	☐	☐
Pain free	☐	☐	☐	☐	☐	☐	☐
Cramps	☐	☐	☐	☐	☐	☐	☐
Tender breasts	☐	☐	☐	☐	☐	☐	☐
Body aches	☐	☐	☐	☐	☐	☐	☐
Cravings	☐	☐	☐	☐	☐	☐	☐

Notes

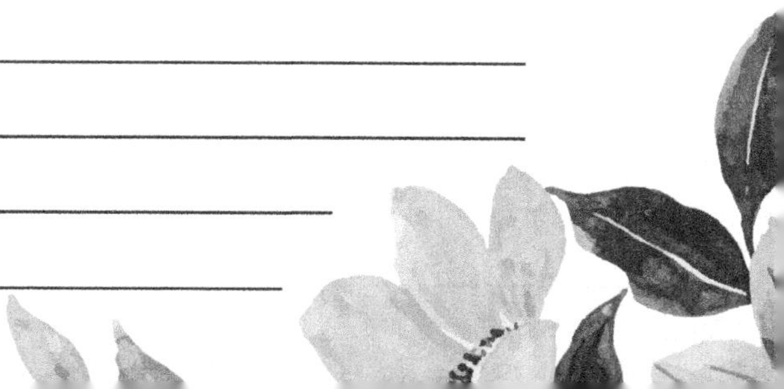

Monthly Tracker

Year: **Month:**

Day	1	2	3	4	5	6	7
Date							
Flow Intensity	☐ Spot	☐ Spot	☐ Spot	☐ Spot	☐ Spot	☐ Spot	☐ Spot
	☐ Low	☐ Low	☐ Low	☐ Low	☐ Low	☐ Low	☐ Low
	☐ Med	☐ Med	☐ Med	☐ Med	☐ Med	☐ Med	☐ Med
	☐ High	☐ High	☐ High	☐ High	☐ High	☐ High	☐ High
Pain Intensity	☐ Low	☐ Low	☐ Low	☐ Low	☐ Low	☐ Low	☐ Low
	☐ Med	☐ Med	☐ Med	☐ Med	☐ Med	☐ Med	☐ Med
	☐ High	☐ High	☐ High	☐ High	☐ High	☐ High	☐ High
Symptoms Tracker							
Acne	☐	☐	☐	☐	☐	☐	☐
Headache	☐	☐	☐	☐	☐	☐	☐
Migraine	☐	☐	☐	☐	☐	☐	☐
Bloating	☐	☐	☐	☐	☐	☐	☐
Moody	☐	☐	☐	☐	☐	☐	☐
Stress	☐	☐	☐	☐	☐	☐	☐
Fatigue	☐	☐	☐	☐	☐	☐	☐
Energised	☐	☐	☐	☐	☐	☐	☐
Pain free	☐	☐	☐	☐	☐	☐	☐
Cramps	☐	☐	☐	☐	☐	☐	☐
Tender breasts	☐	☐	☐	☐	☐	☐	☐
Body aches	☐	☐	☐	☐	☐	☐	☐
Cravings	☐	☐	☐	☐	☐	☐	☐

Notes

Monthly Tracker

Year: **Month:**

Day	1	2	3	4	5	6	7
Date							
Flow Intensity	☐ Spot	☐ Spot	☐ Spot	☐ Spot	☐ Spot	☐ Spot	☐ Spot
	☐ Low	☐ Low	☐ Low	☐ Low	☐ Low	☐ Low	☐ Low
	☐ Med	☐ Med	☐ Med	☐ Med	☐ Med	☐ Med	☐ Med
	☐ High	☐ High	☐ High	☐ High	☐ High	☐ High	☐ High
Pain Intensity	☐ Low	☐ Low	☐ Low	☐ Low	☐ Low	☐ Low	☐ Low
	☐ Med	☐ Med	☐ Med	☐ Med	☐ Med	☐ Med	☐ Med
	☐ High	☐ High	☐ High	☐ High	☐ High	☐ High	☐ High
Symptoms Tracker							
Acne	☐	☐	☐	☐	☐	☐	☐
Headache	☐	☐	☐	☐	☐	☐	☐
Migraine	☐	☐	☐	☐	☐	☐	☐
Bloating	☐	☐	☐	☐	☐	☐	☐
Moody	☐	☐	☐	☐	☐	☐	☐
Stress	☐	☐	☐	☐	☐	☐	☐
Fatigue	☐	☐	☐	☐	☐	☐	☐
Energised	☐	☐	☐	☐	☐	☐	☐
Pain free	☐	☐	☐	☐	☐	☐	☐
Cramps	☐	☐	☐	☐	☐	☐	☐
Tender breasts	☐	☐	☐	☐	☐	☐	☐
Body aches	☐	☐	☐	☐	☐	☐	☐
Cravings	☐	☐	☐	☐	☐	☐	☐

Notes

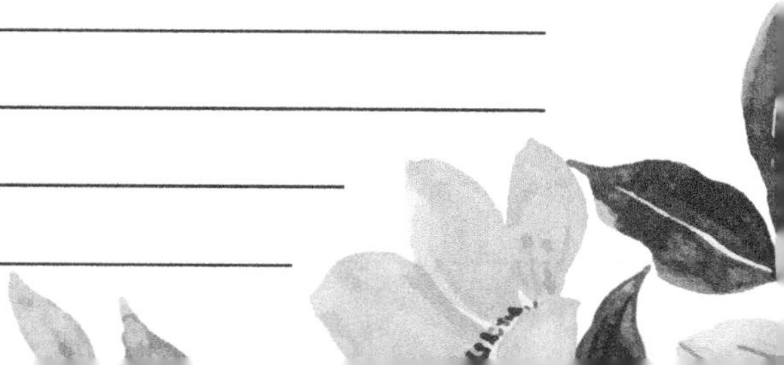

Monthly Tracker

Year: **Month:**

Day	1	2	3	4	5	6	7
Date							
Flow Intensity	☐ Spot	☐ Spot	☐ Spot	☐ Spot	☐ Spot	☐ Spot	☐ Spot
	☐ Low	☐ Low	☐ Low	☐ Low	☐ Low	☐ Low	☐ Low
	☐ Med	☐ Med	☐ Med	☐ Med	☐ Med	☐ Med	☐ Med
	☐ High	☐ High	☐ High	☐ High	☐ High	☐ High	☐ High
Pain Intensity	☐ Low	☐ Low	☐ Low	☐ Low	☐ Low	☐ Low	☐ Low
	☐ Med	☐ Med	☐ Med	☐ Med	☐ Med	☐ Med	☐ Med
	☐ High	☐ High	☐ High	☐ High	☐ High	☐ High	☐ High
Symptoms Tracker							
Acne	☐	☐	☐	☐	☐	☐	☐
Headache	☐	☐	☐	☐	☐	☐	☐
Migraine	☐	☐	☐	☐	☐	☐	☐
Bloating	☐	☐	☐	☐	☐	☐	☐
Moody	☐	☐	☐	☐	☐	☐	☐
Stress	☐	☐	☐	☐	☐	☐	☐
Fatigue	☐	☐	☐	☐	☐	☐	☐
Energised	☐	☐	☐	☐	☐	☐	☐
Pain free	☐	☐	☐	☐	☐	☐	☐
Cramps	☐	☐	☐	☐	☐	☐	☐
Tender breasts	☐	☐	☐	☐	☐	☐	☐
Body aches	☐	☐	☐	☐	☐	☐	☐
Cravings	☐	☐	☐	☐	☐	☐	☐

Notes

Monthly Tracker

Year: **Month:**

Day	1	2	3	4	5	6	7
Date							
Flow Intensity	☐ Spot	☐ Spot	☐ Spot	☐ Spot	☐ Spot	☐ Spot	☐ Spot
	☐ Low	☐ Low	☐ Low	☐ Low	☐ Low	☐ Low	☐ Low
	☐ Med	☐ Med	☐ Med	☐ Med	☐ Med	☐ Med	☐ Med
	☐ High	☐ High	☐ High	☐ High	☐ High	☐ High	☐ High
Pain Intensity	☐ Low	☐ Low	☐ Low	☐ Low	☐ Low	☐ Low	☐ Low
	☐ Med	☐ Med	☐ Med	☐ Med	☐ Med	☐ Med	☐ Med
	☐ High	☐ High	☐ High	☐ High	☐ High	☐ High	☐ High
Symptoms Tracker							
Acne	☐	☐	☐	☐	☐	☐	☐
Headache	☐	☐	☐	☐	☐	☐	☐
Migraine	☐	☐	☐	☐	☐	☐	☐
Bloating	☐	☐	☐	☐	☐	☐	☐
Moody	☐	☐	☐	☐	☐	☐	☐
Stress	☐	☐	☐	☐	☐	☐	☐
Fatigue	☐	☐	☐	☐	☐	☐	☐
Energised	☐	☐	☐	☐	☐	☐	☐
Pain free	☐	☐	☐	☐	☐	☐	☐
Cramps	☐	☐	☐	☐	☐	☐	☐
Tender breasts	☐	☐	☐	☐	☐	☐	☐
Body aches	☐	☐	☐	☐	☐	☐	☐
Cravings	☐	☐	☐	☐	☐	☐	☐

Notes

Monthly Tracker

Year: **Month:**

Day	1	2	3	4	5	6	7
Date							
Flow Intensity	☐ Spot	☐ Spot	☐ Spot	☐ Spot	☐ Spot	☐ Spot	☐ Spot
	☐ Low	☐ Low	☐ Low	☐ Low	☐ Low	☐ Low	☐ Low
	☐ Med	☐ Med	☐ Med	☐ Med	☐ Med	☐ Med	☐ Med
	☐ High	☐ High	☐ High	☐ High	☐ High	☐ High	☐ High
Pain Intensity	☐ Low	☐ Low	☐ Low	☐ Low	☐ Low	☐ Low	☐ Low
	☐ Med	☐ Med	☐ Med	☐ Med	☐ Med	☐ Med	☐ Med
	☐ High	☐ High	☐ High	☐ High	☐ High	☐ High	☐ High
Symptoms Tracker							
Acne	☐	☐	☐	☐	☐	☐	☐
Headache	☐	☐	☐	☐	☐	☐	☐
Migraine	☐	☐	☐	☐	☐	☐	☐
Bloating	☐	☐	☐	☐	☐	☐	☐
Moody	☐	☐	☐	☐	☐	☐	☐
Stress	☐	☐	☐	☐	☐	☐	☐
Fatigue	☐	☐	☐	☐	☐	☐	☐
Energised	☐	☐	☐	☐	☐	☐	☐
Pain free	☐	☐	☐	☐	☐	☐	☐
Cramps	☐	☐	☐	☐	☐	☐	☐
Tender breasts	☐	☐	☐	☐	☐	☐	☐
Body aches	☐	☐	☐	☐	☐	☐	☐
Cravings	☐	☐	☐	☐	☐	☐	☐

Notes

Monthly Tracker

Year: **Month:**

Day	1	2	3	4	5	6	7
Date							
Flow Intensity	☐ Spot	☐ Spot	☐ Spot	☐ Spot	☐ Spot	☐ Spot	☐ Spot
	☐ Low	☐ Low	☐ Low	☐ Low	☐ Low	☐ Low	☐ Low
	☐ Med	☐ Med	☐ Med	☐ Med	☐ Med	☐ Med	☐ Med
	☐ High	☐ High	☐ High	☐ High	☐ High	☐ High	☐ High
Pain Intensity	☐ Low	☐ Low	☐ Low	☐ Low	☐ Low	☐ Low	☐ Low
	☐ Med	☐ Med	☐ Med	☐ Med	☐ Med	☐ Med	☐ Med
	☐ High	☐ High	☐ High	☐ High	☐ High	☐ High	☐ High
Symptoms Tracker							
Acne	☐	☐	☐	☐	☐	☐	☐
Headache	☐	☐	☐	☐	☐	☐	☐
Migraine	☐	☐	☐	☐	☐	☐	☐
Bloating	☐	☐	☐	☐	☐	☐	☐
Moody	☐	☐	☐	☐	☐	☐	☐
Stress	☐	☐	☐	☐	☐	☐	☐
Fatigue	☐	☐	☐	☐	☐	☐	☐
Energised	☐	☐	☐	☐	☐	☐	☐
Pain free	☐	☐	☐	☐	☐	☐	☐
Cramps	☐	☐	☐	☐	☐	☐	☐
Tender breasts	☐	☐	☐	☐	☐	☐	☐
Body aches	☐	☐	☐	☐	☐	☐	☐
Cravings	☐	☐	☐	☐	☐	☐	☐

Notes

Monthly Tracker

Year: **Month:**

Day	1	2	3	4	5	6	7
Date							
Flow Intensity	Spot	Spot	Spot	Spot	Spot	Spot	Spot
	Low	Low	Low	Low	Low	Low	Low
	Med	Med	Med	Med	Med	Med	Med
	High	High	High	High	High	High	High
Pain Intensity	Low	Low	Low	Low	Low	Low	Low
	Med	Med	Med	Med	Med	Med	Med
	High	High	High	High	High	High	High
Symptoms Tracker							
Acne							
Headache							
Migraine							
Bloating							
Moody							
Stress							
Fatigue							
Energised							
Pain free							
Cramps							
Tender breasts							
Body aches							
Cravings							

Notes

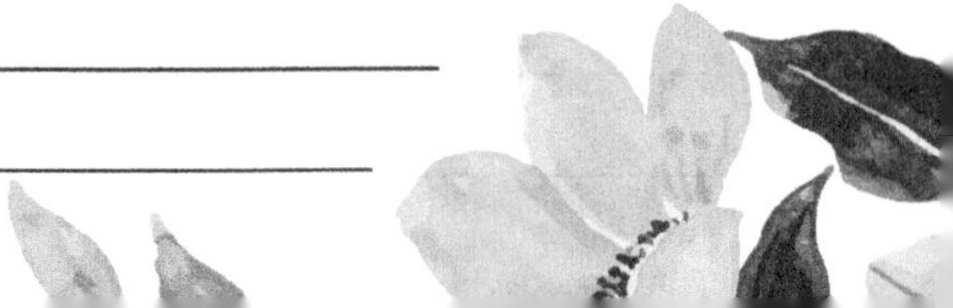

Monthly Tracker

Year:

Month:

Day	1	2	3	4	5	6	7
Date							
Flow Intensity	☐ Spot	☐ Spot	☐ Spot	☐ Spot	☐ Spot	☐ Spot	☐ Spot
	☐ Low	☐ Low	☐ Low	☐ Low	☐ Low	☐ Low	☐ Low
	☐ Med	☐ Med	☐ Med	☐ Med	☐ Med	☐ Med	☐ Med
	☐ High	☐ High	☐ High	☐ High	☐ High	☐ High	☐ High
Pain Intensity	☐ Low	☐ Low	☐ Low	☐ Low	☐ Low	☐ Low	☐ Low
	☐ Med	☐ Med	☐ Med	☐ Med	☐ Med	☐ Med	☐ Med
	☐ High	☐ High	☐ High	☐ High	☐ High	☐ High	☐ High
Symptoms Tracker							
Acne	☐	☐	☐	☐	☐	☐	☐
Headache	☐	☐	☐	☐	☐	☐	☐
Migraine	☐	☐	☐	☐	☐	☐	☐
Bloating	☐	☐	☐	☐	☐	☐	☐
Moody	☐	☐	☐	☐	☐	☐	☐
Stress	☐	☐	☐	☐	☐	☐	☐
Fatigue	☐	☐	☐	☐	☐	☐	☐
Energised	☐	☐	☐	☐	☐	☐	☐
Pain free	☐	☐	☐	☐	☐	☐	☐
Cramps	☐	☐	☐	☐	☐	☐	☐
Tender breasts	☐	☐	☐	☐	☐	☐	☐
Body aches	☐	☐	☐	☐	☐	☐	☐
Cravings	☐	☐	☐	☐	☐	☐	☐

Notes

Monthly Tracker

Year: **Month:**

Day	1	2	3	4	5	6	7
Date							
Flow Intensity	☐ Spot	☐ Spot	☐ Spot	☐ Spot	☐ Spot	☐ Spot	☐ Spot
	☐ Low	☐ Low	☐ Low	☐ Low	☐ Low	☐ Low	☐ Low
	☐ Med	☐ Med	☐ Med	☐ Med	☐ Med	☐ Med	☐ Med
	☐ High	☐ High	☐ High	☐ High	☐ High	☐ High	☐ High
Pain Intensity	☐ Low	☐ Low	☐ Low	☐ Low	☐ Low	☐ Low	☐ Low
	☐ Med	☐ Med	☐ Med	☐ Med	☐ Med	☐ Med	☐ Med
	☐ High	☐ High	☐ High	☐ High	☐ High	☐ High	☐ High
	Symptoms Tracker						
Acne	☐	☐	☐	☐	☐	☐	☐
Headache	☐	☐	☐	☐	☐	☐	☐
Migraine	☐	☐	☐	☐	☐	☐	☐
Bloating	☐	☐	☐	☐	☐	☐	☐
Moody	☐	☐	☐	☐	☐	☐	☐
Stress	☐	☐	☐	☐	☐	☐	☐
Fatigue	☐	☐	☐	☐	☐	☐	☐
Energised	☐	☐	☐	☐	☐	☐	☐
Pain free	☐	☐	☐	☐	☐	☐	☐
Cramps	☐	☐	☐	☐	☐	☐	☐
Tender breasts	☐	☐	☐	☐	☐	☐	☐
Body aches	☐	☐	☐	☐	☐	☐	☐
Cravings	☐	☐	☐	☐	☐	☐	☐

Notes

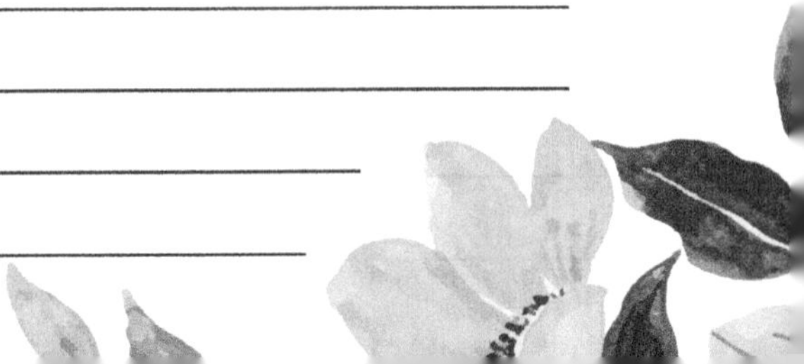

Monthly Tracker

Year: **Month:**

Day	1	2	3	4	5	6	7
Date							
Flow Intensity	☐ Spot	☐ Spot	☐ Spot	☐ Spot	☐ Spot	☐ Spot	☐ Spot
	☐ Low	☐ Low	☐ Low	☐ Low	☐ Low	☐ Low	☐ Low
	☐ Med	☐ Med	☐ Med	☐ Med	☐ Med	☐ Med	☐ Med
	☐ High	☐ High	☐ High	☐ High	☐ High	☐ High	☐ High
Pain Intensity	☐ Low	☐ Low	☐ Low	☐ Low	☐ Low	☐ Low	☐ Low
	☐ Med	☐ Med	☐ Med	☐ Med	☐ Med	☐ Med	☐ Med
	☐ High	☐ High	☐ High	☐ High	☐ High	☐ High	☐ High
	Symptoms Tracker						
Acne	☐	☐	☐	☐	☐	☐	☐
Headache	☐	☐	☐	☐	☐	☐	☐
Migraine	☐	☐	☐	☐	☐	☐	☐
Bloating	☐	☐	☐	☐	☐	☐	☐
Moody	☐	☐	☐	☐	☐	☐	☐
Stress	☐	☐	☐	☐	☐	☐	☐
Fatigue	☐	☐	☐	☐	☐	☐	☐
Energised	☐	☐	☐	☐	☐	☐	☐
Pain free	☐	☐	☐	☐	☐	☐	☐
Cramps	☐	☐	☐	☐	☐	☐	☐
Tender breasts	☐	☐	☐	☐	☐	☐	☐
Body aches	☐	☐	☐	☐	☐	☐	☐
Cravings	☐	☐	☐	☐	☐	☐	☐

Notes

Monthly Tracker

Year: **Month:**

Day	1	2	3	4	5	6	7
Date							
Flow Intensity	☐ Spot	☐ Spot	☐ Spot	☐ Spot	☐ Spot	☐ Spot	☐ Spot
	☐ Low	☐ Low	☐ Low	☐ Low	☐ Low	☐ Low	☐ Low
	☐ Med	☐ Med	☐ Med	☐ Med	☐ Med	☐ Med	☐ Med
	☐ High	☐ High	☐ High	☐ High	☐ High	☐ High	☐ High
Pain Intensity	☐ Low	☐ Low	☐ Low	☐ Low	☐ Low	☐ Low	☐ Low
	☐ Med	☐ Med	☐ Med	☐ Med	☐ Med	☐ Med	☐ Med
	☐ High	☐ High	☐ High	☐ High	☐ High	☐ High	☐ High
Symptoms Tracker							
Acne	☐	☐	☐	☐	☐	☐	☐
Headache	☐	☐	☐	☐	☐	☐	☐
Migraine	☐	☐	☐	☐	☐	☐	☐
Bloating	☐	☐	☐	☐	☐	☐	☐
Moody	☐	☐	☐	☐	☐	☐	☐
Stress	☐	☐	☐	☐	☐	☐	☐
Fatigue	☐	☐	☐	☐	☐	☐	☐
Energised	☐	☐	☐	☐	☐	☐	☐
Pain free	☐	☐	☐	☐	☐	☐	☐
Cramps	☐	☐	☐	☐	☐	☐	☐
Tender breasts	☐	☐	☐	☐	☐	☐	☐
Body aches	☐	☐	☐	☐	☐	☐	☐
Cravings	☐	☐	☐	☐	☐	☐	☐

Notes

Monthly Tracker

Year: **Month:**

Day	1	2	3	4	5	6	7
Date							
Flow Intensity	☐ Spot	☐ Spot	☐ Spot	☐ Spot	☐ Spot	☐ Spot	☐ Spot
	☐ Low	☐ Low	☐ Low	☐ Low	☐ Low	☐ Low	☐ Low
	☐ Med	☐ Med	☐ Med	☐ Med	☐ Med	☐ Med	☐ Med
	☐ High	☐ High	☐ High	☐ High	☐ High	☐ High	☐ High
Pain Intensity	☐ Low	☐ Low	☐ Low	☐ Low	☐ Low	☐ Low	☐ Low
	☐ Med	☐ Med	☐ Med	☐ Med	☐ Med	☐ Med	☐ Med
	☐ High	☐ High	☐ High	☐ High	☐ High	☐ High	☐ High
Symptoms Tracker							
Acne	☐	☐	☐	☐	☐	☐	☐
Headache	☐	☐	☐	☐	☐	☐	☐
Migraine	☐	☐	☐	☐	☐	☐	☐
Bloating	☐	☐	☐	☐	☐	☐	☐
Moody	☐	☐	☐	☐	☐	☐	☐
Stress	☐	☐	☐	☐	☐	☐	☐
Fatigue	☐	☐	☐	☐	☐	☐	☐
Energised	☐	☐	☐	☐	☐	☐	☐
Pain free	☐	☐	☐	☐	☐	☐	☐
Cramps	☐	☐	☐	☐	☐	☐	☐
Tender breasts	☐	☐	☐	☐	☐	☐	☐
Body aches	☐	☐	☐	☐	☐	☐	☐
Cravings	☐	☐	☐	☐	☐	☐	☐

Notes

Monthly Tracker

Year: **Month:**

Day	1	2	3	4	5	6	7
Date							
Flow Intensity	☐ Spot	☐ Spot	☐ Spot	☐ Spot	☐ Spot	☐ Spot	☐ Spot
	☐ Low	☐ Low	☐ Low	☐ Low	☐ Low	☐ Low	☐ Low
	☐ Med	☐ Med	☐ Med	☐ Med	☐ Med	☐ Med	☐ Med
	☐ High	☐ High	☐ High	☐ High	☐ High	☐ High	☐ High
Pain Intensity	☐ Low	☐ Low	☐ Low	☐ Low	☐ Low	☐ Low	☐ Low
	☐ Med	☐ Med	☐ Med	☐ Med	☐ Med	☐ Med	☐ Med
	☐ High	☐ High	☐ High	☐ High	☐ High	☐ High	☐ High
Symptoms Tracker							
Acne	☐	☐	☐	☐	☐	☐	☐
Headache	☐	☐	☐	☐	☐	☐	☐
Migraine	☐	☐	☐	☐	☐	☐	☐
Bloating	☐	☐	☐	☐	☐	☐	☐
Moody	☐	☐	☐	☐	☐	☐	☐
Stress	☐	☐	☐	☐	☐	☐	☐
Fatigue	☐	☐	☐	☐	☐	☐	☐
Energised	☐	☐	☐	☐	☐	☐	☐
Pain free	☐	☐	☐	☐	☐	☐	☐
Cramps	☐	☐	☐	☐	☐	☐	☐
Tender breasts	☐	☐	☐	☐	☐	☐	☐
Body aches	☐	☐	☐	☐	☐	☐	☐
Cravings	☐	☐	☐	☐	☐	☐	☐

Notes

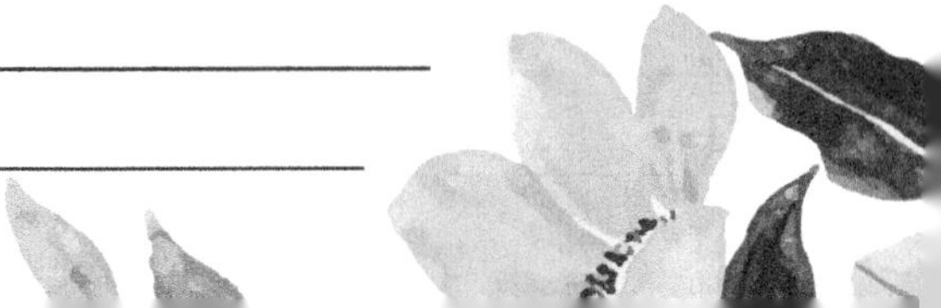

Monthly Tracker

Year: **Month:**

Day	1	2	3	4	5	6	7
Date							
Flow Intensity	☐ Spot	☐ Spot	☐ Spot	☐ Spot	☐ Spot	☐ Spot	☐ Spot
	☐ Low	☐ Low	☐ Low	☐ Low	☐ Low	☐ Low	☐ Low
	☐ Med	☐ Med	☐ Med	☐ Med	☐ Med	☐ Med	☐ Med
	☐ High	☐ High	☐ High	☐ High	☐ High	☐ High	☐ High
Pain Intensity	☐ Low	☐ Low	☐ Low	☐ Low	☐ Low	☐ Low	☐ Low
	☐ Med	☐ Med	☐ Med	☐ Med	☐ Med	☐ Med	☐ Med
	☐ High	☐ High	☐ High	☐ High	☐ High	☐ High	☐ High
Symptoms Tracker							
Acne	☐	☐	☐	☐	☐	☐	☐
Headache	☐	☐	☐	☐	☐	☐	☐
Migraine	☐	☐	☐	☐	☐	☐	☐
Bloating	☐	☐	☐	☐	☐	☐	☐
Moody	☐	☐	☐	☐	☐	☐	☐
Stress	☐	☐	☐	☐	☐	☐	☐
Fatigue	☐	☐	☐	☐	☐	☐	☐
Energised	☐	☐	☐	☐	☐	☐	☐
Pain free	☐	☐	☐	☐	☐	☐	☐
Cramps	☐	☐	☐	☐	☐	☐	☐
Tender breasts	☐	☐	☐	☐	☐	☐	☐
Body aches	☐	☐	☐	☐	☐	☐	☐
Cravings	☐	☐	☐	☐	☐	☐	☐

Notes

Monthly Tracker

Year: **Month:**

Day	1	2	3	4	5	6	7
Date							
Flow Intensity	☐ Spot	☐ Spot	☐ Spot	☐ Spot	☐ Spot	☐ Spot	☐ Spot
	☐ Low	☐ Low	☐ Low	☐ Low	☐ Low	☐ Low	☐ Low
	☐ Med	☐ Med	☐ Med	☐ Med	☐ Med	☐ Med	☐ Med
	☐ High	☐ High	☐ High	☐ High	☐ High	☐ High	☐ High
Pain Intensity	☐ Low	☐ Low	☐ Low	☐ Low	☐ Low	☐ Low	☐ Low
	☐ Med	☐ Med	☐ Med	☐ Med	☐ Med	☐ Med	☐ Med
	☐ High	☐ High	☐ High	☐ High	☐ High	☐ High	☐ High
Symptoms Tracker							
Acne	☐	☐	☐	☐	☐	☐	☐
Headache	☐	☐	☐	☐	☐	☐	☐
Migraine	☐	☐	☐	☐	☐	☐	☐
Bloating	☐	☐	☐	☐	☐	☐	☐
Moody	☐	☐	☐	☐	☐	☐	☐
Stress	☐	☐	☐	☐	☐	☐	☐
Fatigue	☐	☐	☐	☐	☐	☐	☐
Energised	☐	☐	☐	☐	☐	☐	☐
Pain free	☐	☐	☐	☐	☐	☐	☐
Cramps	☐	☐	☐	☐	☐	☐	☐
Tender breasts	☐	☐	☐	☐	☐	☐	☐
Body aches	☐	☐	☐	☐	☐	☐	☐
Cravings	☐	☐	☐	☐	☐	☐	☐

Notes

Monthly Tracker

Year: **Month:**

Day	1	2	3	4	5	6	7
Date							
Flow Intensity	☐ Spot	☐ Spot	☐ Spot	☐ Spot	☐ Spot	☐ Spot	☐ Spot
	☐ Low	☐ Low	☐ Low	☐ Low	☐ Low	☐ Low	☐ Low
	☐ Med	☐ Med	☐ Med	☐ Med	☐ Med	☐ Med	☐ Med
	☐ High	☐ High	☐ High	☐ High	☐ High	☐ High	☐ High
Pain Intensity	☐ Low	☐ Low	☐ Low	☐ Low	☐ Low	☐ Low	☐ Low
	☐ Med	☐ Med	☐ Med	☐ Med	☐ Med	☐ Med	☐ Med
	☐ High	☐ High	☐ High	☐ High	☐ High	☐ High	☐ High
	Symptoms Tracker						
Acne	☐	☐	☐	☐	☐	☐	☐
Headache	☐	☐	☐	☐	☐	☐	☐
Migraine	☐	☐	☐	☐	☐	☐	☐
Bloating	☐	☐	☐	☐	☐	☐	☐
Moody	☐	☐	☐	☐	☐	☐	☐
Stress	☐	☐	☐	☐	☐	☐	☐
Fatigue	☐	☐	☐	☐	☐	☐	☐
Energised	☐	☐	☐	☐	☐	☐	☐
Pain free	☐	☐	☐	☐	☐	☐	☐
Cramps	☐	☐	☐	☐	☐	☐	☐
Tender breasts	☐	☐	☐	☐	☐	☐	☐
Body aches	☐	☐	☐	☐	☐	☐	☐
Cravings	☐	☐	☐	☐	☐	☐	☐

Notes

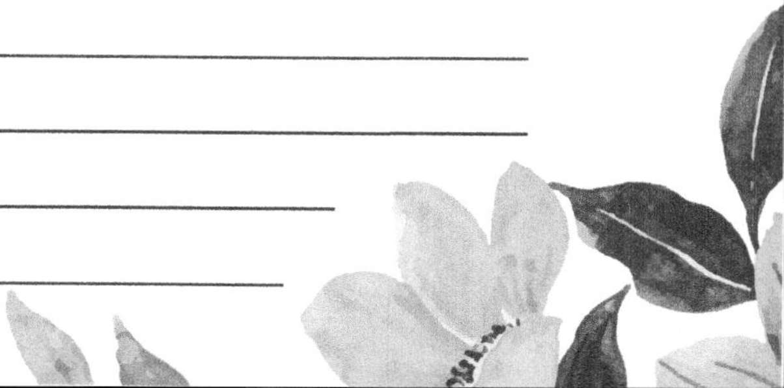

Made in the USA
Monee, IL
04 November 2026

67380831R00036